Brigitte Pregenzer

Hildegard von Bingen. Einfach fasten

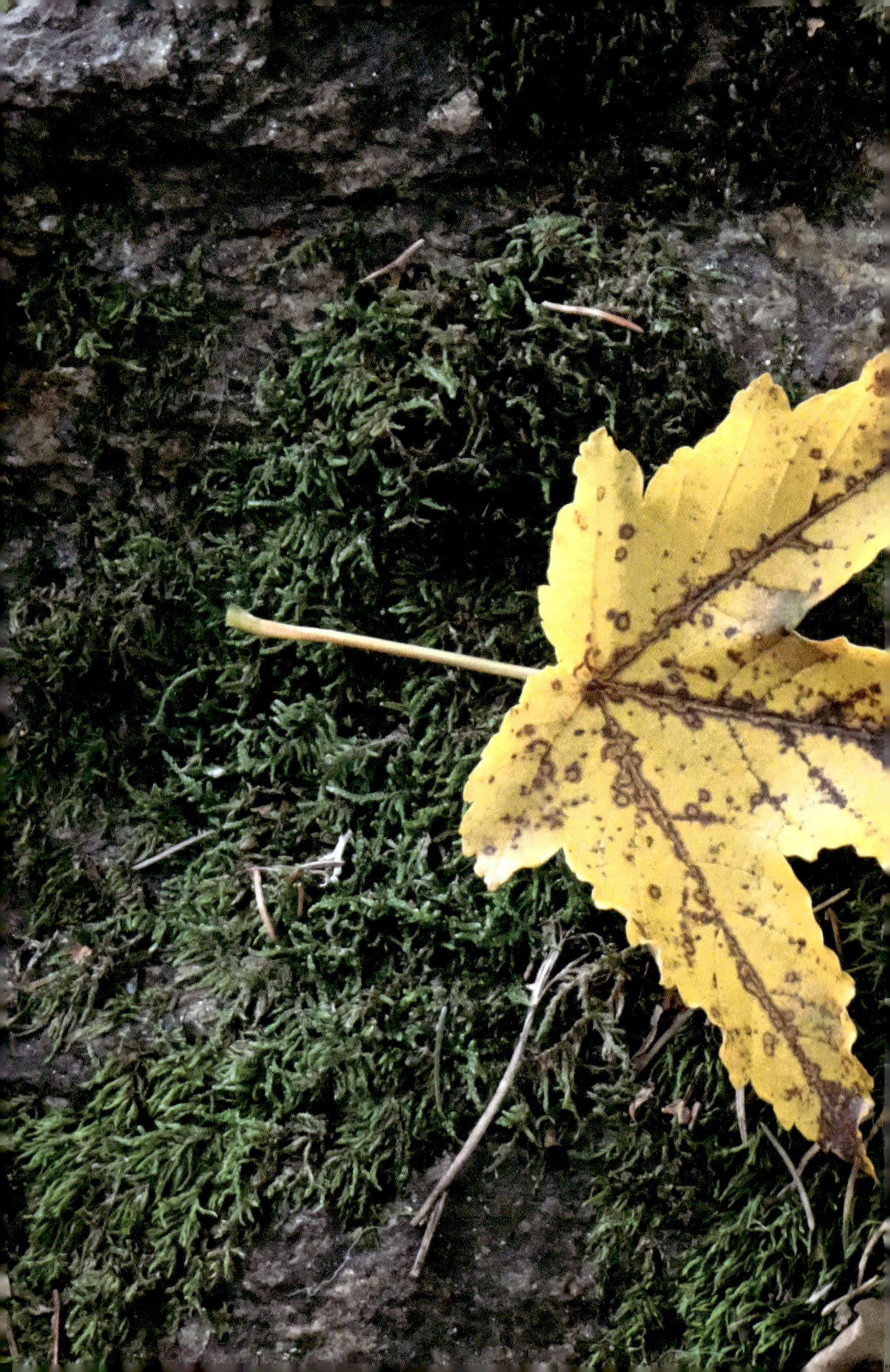

Brigitte Pregenzer

Hildegard von Bingen Einfach fasten

Mit Zeichnungen von Sophia Pregenzer
und Farbfotos

Tyrolia-Verlag · Innsbruck-Wien

Ausgezeichnet mit dem
Platin-Buch des
österreichischen Buchhandels.

Mitglied der Verlagsgruppe „engagement"

6., aktualisierte Auflage 2022

Layout und digitale Gestaltung: Tyrolia-Verlag, Innsbruck
Umschlagbild: iStock.com/Ben185
Fotos: Brigitte Pregenzer
Lithografie: Artilitho, Trento (I)
Druck und Bindung: Florjancic, Maribor
ISBN 978-3-7022-3671-7 (gedrucktes Buch)
ISBN 978-3-7022-3683-0 (E-Book)
E-Mail: buchverlag@tyrolia.at
Internet: www.tyrolia-verlag.at

FSC www.fsc.org MIX Papier aus verantwortungsvollen Quellen FSC® C106954

Vorwort

„Menschen, die sich ausschließlich irdischen Interessen hingeben, verfallen einer geistigen Verschlossenheit. Ihr Herz scheint wie mit Pech verklebt. Sie verlieren den Kontakt zum Zarten, zum Guten und zu Gott."
(Hildegard von Bingen)

Fasten ist und war seit jeher eine gute Möglichkeit, um sich von Überflüssigem und Belastendem zu befreien. Dass dies nicht nur auf körperlicher, sondern auch auf geistiger und seelischer Ebene wichtig und richtig ist, zählt zu den Grundbotschaften der Äbtissin Hildegard von Bingen.

Es ist nicht leicht, im Trubel des Alltags unser Innenleben zu spüren und unsere seelischen Bedürfnisse ernst zu nehmen. Dies gelingt am besten, indem wir uns eine Zeit lang freiwillig beschränken und unsere irdischen Interessen zurückstellen. Es ist lohnend, sich der eigenen Gewohnheiten bewusst zu werden und zu hinterfragen, wie wichtig sie uns sind. Nach der Zeit des Fastens werden wir gewisse Verhaltensweisen verändern oder auch beibehalten.

Brigitte Pregenzer lässt ihre jahrelange Erfahrung als Fastenbegleiterin in dieses Buch einfließen und gibt wertvolle Anregungen, wie Fasten zu einem ganzheitlichen Prozess werden kann. Die Fragen und Rückmeldungen ihrer Fastenteilnehmerinnen und -teilnehmer machen Mut, sich auf den Fastenweg zu begeben.

Für mich persönlich gehört das Fasten in den Jahresablauf und stellt immer wieder den Kontakt zum Zarten, Guten und zu Gott her. Und dies wünsche ich allen Leserinnen und Lesern dieses Buchs.

Von Herzen — Dr. med. Dorit Jäger

Inhaltsverzeichnis

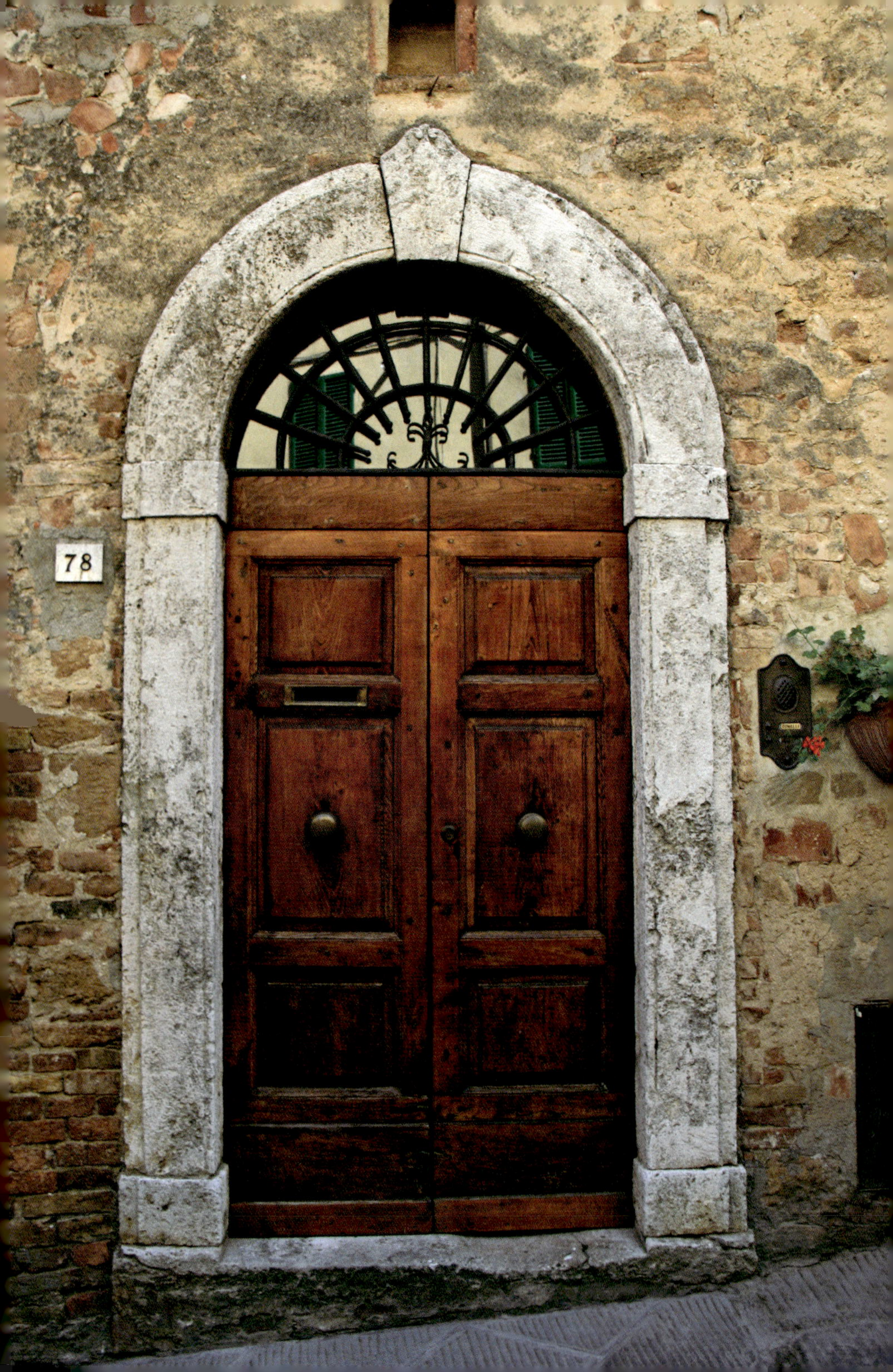
78

Fasten in Eigenverantwortung

Dieses Buch ist die Frucht jahrelanger Erfahrung. Es stützt sich auf die Schriften der heiligen Hildegard von Bingen, auf die Ausführungen von Dr. Gottfried Hertzka und auf meine Erfahrungen mit rund 2400 Teilnehmenden in fast 200 Fastengruppen, die ich in diesen Jahren begleiten durfte.

Wer fastet, übernimmt Verantwortung für sich, seinen Körper und sein seelisches Wachstum. Es gilt, gut in sich hineinzuspüren und zu überlegen, auf welche Art und wie lange man fasten möchte. Haben Sie Vertrauen zu sich selbst und nehmen Sie Ihre Bedürfnisse und Kümmernisse wahr. Entscheiden Sie dann für sich – in Ihrer eigenen Verantwortung und nach Ihrem ganz persönlichen Maß, denn die Antworten finden wir immer in uns selbst.

Bei gesundheitlichen Problemen und problematischen Gemütszuständen ist es sinnvoll, einen Arzt des Vertrauens zu Rate zu ziehen oder einen Fastenbegleiter zu kontaktieren.

Fasten ist keine tragische Angelegenheit, sondern soll Freude machen und Leichtigkeit bringen. So zieht eine kleine Schnecke ihre Spur durch dieses Buch und soll Sie zwischendurch daran erinnern, dass Fasten auch bedeutet zu entschleunigen, sich hin und wieder zurückzuziehen und nach innen zu schauen. An manchen Stellen taucht die Schnecke als kleines Augenzwinkern auf, um Ihre Fastenlaune zu heben.

Ich wünsche Ihnen eine gute Fastenzeit mit Leichtigkeit und Freude und mit dem Segen der hl. Hildegard von Bingen.

Von Herzen
Brigitte Pregenzer

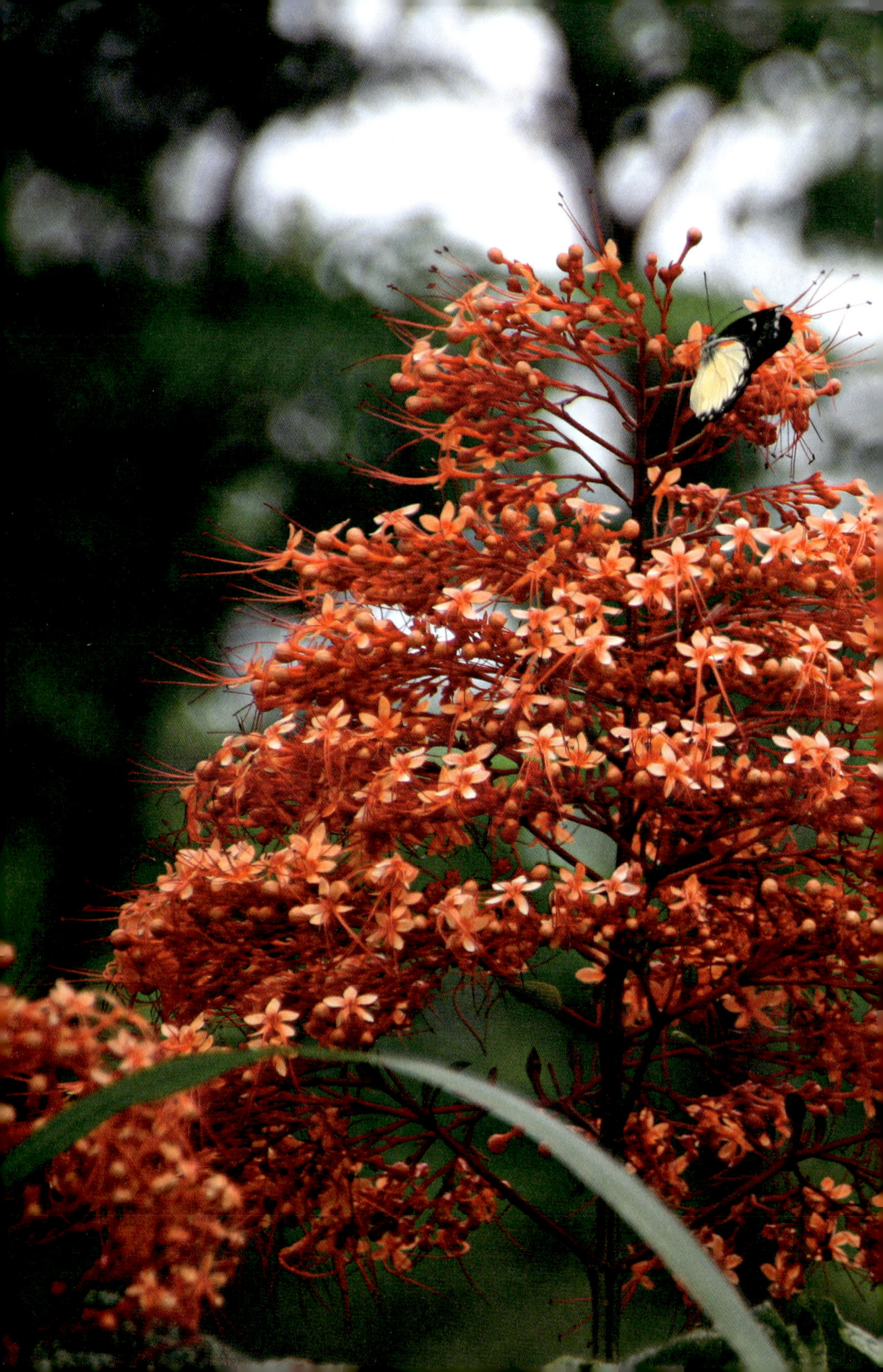

Warum überhaupt fasten?

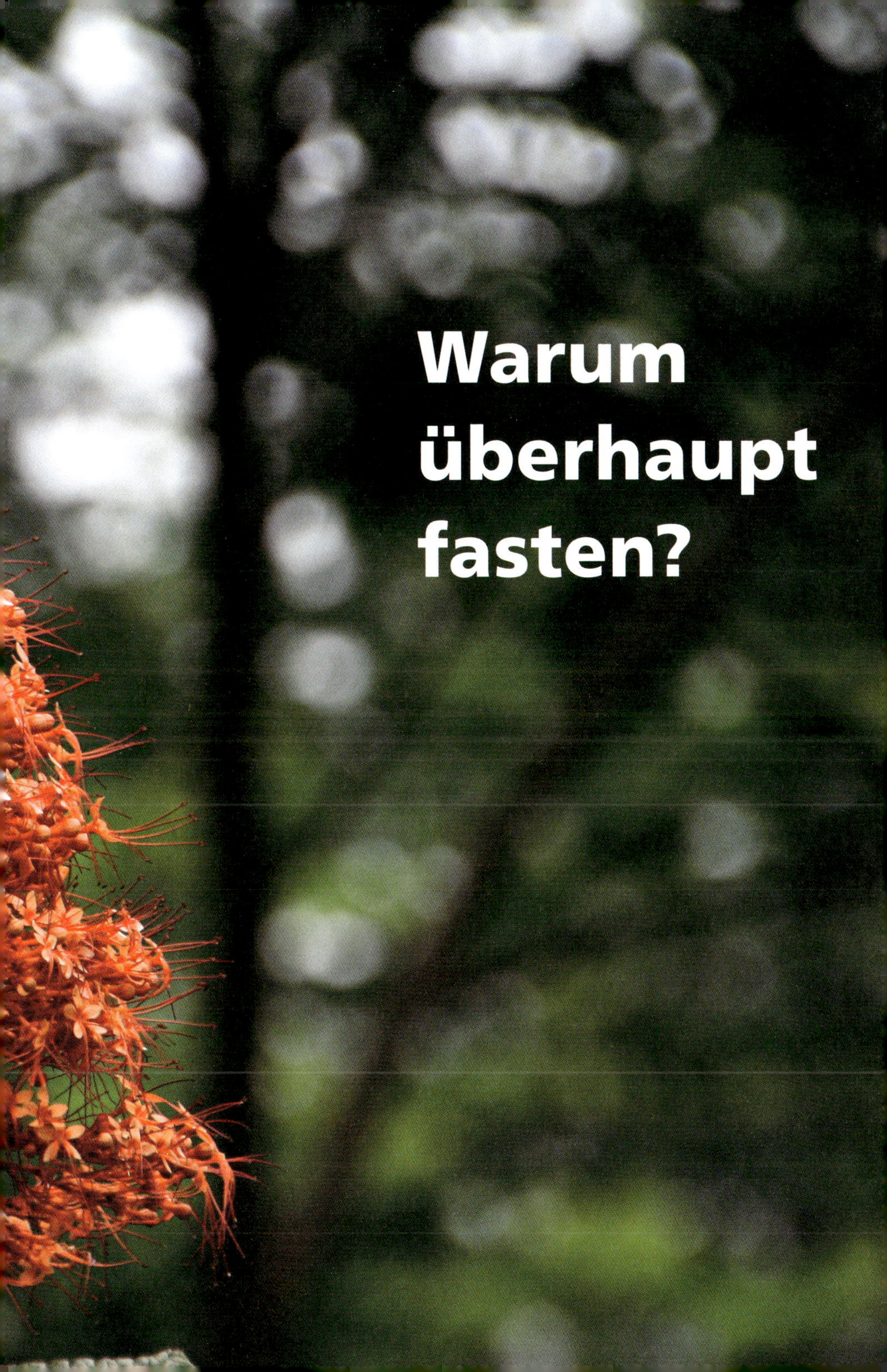

Vorteile des Fastens für Körper, Seele und Geist

Wir haben alles, können uns jederzeit von allem noch mehr besorgen und finden immer und überall neue Möglichkeiten, uns etwas zu „gönnen" und uns abzulenken. Wir konsumieren, wann immer wir wollen und wo immer wir wollen. Wir orientieren uns sehr nach außen, leben im Außen und oftmals für „die Anderen". Dadurch nehmen wir unsere eigenen Bedürfnisse zu wenig wahr. Wir definieren uns auch häufig über Äußerlichkeiten und sehen ständig diejenigen, die am Essen und am Feiern sind, die sich vergnügen und es sich gut gehen lassen. Wir haben immer das Gefühl von Mangel, obwohl wir in der Fülle leben, weil uns die Werbung suggeriert, dass wir noch mehr brauchen. Wir kommen mit vollen Einkaufstaschen nach Hause, haben aber dennoch das Gefühl, dass noch einige Spurenelemente und Mineralstoffe fehlen. Wir kaufen neue Kleidung und sind damit nach einer Saison schon wieder nicht mehr im Trend. Wir machen Urlaub und haben das falsche Hotel gebucht, wir gehen aus und sind im verkehrten Lokal und wir sind immer gerade dort, wo es nicht so schön, so modern, so gemütlich ist. Wir sind in Konkurrenz mit den „Anderen" und so entsteht häufig das Gefühl von Mangel und Unzulänglichkeit – und das hält uns am Laufen und Hetzen. Wir halten Ausschau nach Neuem, Besserem, Schnellerem – und doch führt der Weg nicht ins Glück oder zu Zufriedenheit.

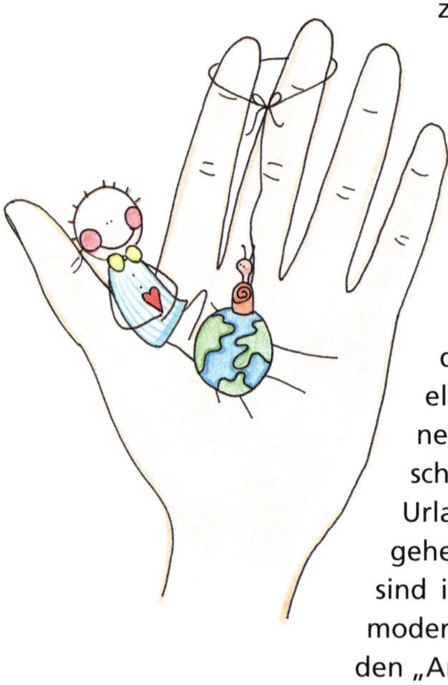

Die Lösung lautet: innehalten und fasten auf allen Ebenen.

Wir können **freiwillig reduzieren**, bevor dieser Überfluss zu einem Überdruss führt oder eine Krankheit uns dazu zwingt, und wir können durch ein bescheideneres Verhalten Umweltsünden in den Herkunftsländern der Konsumgüter und der exotischen Lebensmittel vermeiden helfen. Dieser Gedanke ist gleichermaßen banal wie radikal, denn wir sind immer mit allem verbunden und deshalb auch immer für alles mitverantwortlich. Wir sind Teil eines großen Ganzen und wirken deshalb auf das Ganze – mit jedem Gedanken und mit jeder Tat, mit jeder Kaufentscheidung und mit unserem Essverhalten.

Es kommt auf jede/n Einzelne/n an. Jede/r ist Teil der Veränderung – zum Guten oder zum Schlechten.

Fasten ist viel mehr als nicht essen

Das Wort „fasten" bedeutet „fest-halten" und „beobachten" und wird zu einem spannenden Prozess, wenn wir uns darauf einlassen. Die Zeit des Fastens ist ein „Beobachten von sich selbst" und seinen Gewohnheiten, von Tagesabläufen und Eigenheiten, die sich bewährt haben, und von solchen, die sich eingeschlichen haben und uns schaden. Es ist auch ein Beobachten unserer Gedanken, Wünsche, Bedürfnisse und Sehnsüchte, die im Alltag oft verdeckt sind und zu kurz kommen. Es ist im positiven Sinn auch ein „Fest-Halten" von Gedanken und Bedürfnissen, die einem lieb und wertvoll sind. Die Zeit des Fastens ist kostbar, weil man mit sich selbst in Kontakt kommt und die Umwelt und die Mitmenschen anders wahrnimmt. Beim Fasten kommt es selbstverständlich zu einer Körperreinigung und zum gewünschten Verlust von Gewicht. Genauso wichtig – und als Erfahrung vielleicht sogar noch entscheidender – ist der innere Prozess, der beim Fasten für geistige Klarheit und seelisches Wohlbefinden sorgt.

Die Kilo rutschen ganz nebenbei, wenn wir uns auf den Fastenprozess einlassen.

Wenn wir unser Augenmerk nicht nur aufs Essen bzw. aufs „wenig Essen" legen, kommen wir dem eigentli-

Ent-Scheiden heißt, sich von etwas trennen und sich für etwas Anderes einsetzen. Wer sich fürs Fasten entscheidet, lässt die alten Essensgewohnheiten für eine Zeit lang los.

chen Sinn des Fastens wieder näher – denn Fasten nur wegen ein paar Kilo wäre viel zu schade.
Alles, was wir freiwillig und gerne machen, fällt uns leicht. Alles hingegen, was uns von außen aufgezwungen wird oder was wir uns selbst als Zwang auferlegen, wird anstrengend.
Wenn wir uns neugierig und freiwillig dazu entscheiden, einige Tage zu fasten, ist der Einstieg schon geschafft. Mit einer guten Vorbereitung wird die Fastenzeit zu einem ganz besonderen Erlebnis und in weiterer Folge zu einem Fixpunkt im Jahresablauf, den wir nicht mehr missen möchten.
Vor nicht allzu langer Zeit war der Freitag aus religiösen, aber auch aus wirtschaftlichen Gründen ein Reduktionstag, weil gespart werden musste. Heute haben wir jeden Tag das „volle Sortiment" und überfordern uns dadurch körperlich, geistig und seelisch.

Wir alle haben täglich genügend zu essen und zu trinken, wir haben sogar die Qual der Wahl und ein ständiges Angebot, das uns überhäuft und überfordert. Mussten die Generationen vor uns danach trachten, genügend Vorräte fürs Überleben anzulegen, sind wir heute gefordert, uns freiwillig zu beschränken. Und das ist eine tägliche Herausforderung, denn sobald wir uns *für* etwas entscheiden, entscheiden wir uns gleichzeitig *gegen* viele andere Möglichkeiten – und dies in allen Lebensbereichen. Wenn wir uns für ein Fernsehprogramm entscheiden, sehen wir Dutzende andere nicht. Wenn wir zu einer Veranstaltung gehen, versäumen wir andere, und wenn wir uns für die Zubereitung eines bestimmten Gerichts entscheiden, lassen wir andere Möglichkeiten außer Acht.

Warum Hildegard von Bingen zum Fasten rät

„Die Genügsamkeit nimmt nicht mehr, als sie braucht." (Hildegard von Bingen)

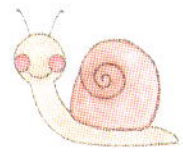

Die Genügsamkeit ist bei Hildegard eine wertvolle Tugend und dieser Ausspruch von ihr kann uns hilfreich durch die Fastenzeit begleiten – und er kann zu einem **Lebensmotto** werden. Die Genügsamkeit macht frei und gibt ein zufriedenes Gefühl, weil wir mit dieser Haltung die Erfahrung machen, dass wenig auch reicht und genug immer genügt.
Natürlich werden wir im Alltag immer wieder in unserer Genügsamkeit auf die Probe gestellt und die Verlockungen verlangen uns einiges an Stehvermögen ab. Auch Hildegard wusste das und so lockt bei ihr die **„Schlemmerei"** mit folgenden Worten:

„Gott hat ja alles geschaffen, warum sollte ich dahinkümmern? Wenn Gott nicht wüsste, dass ich dies alles brauchen könnte, so hätte er es doch nicht geschaffen! Ich wäre ja dumm, wenn ich nicht meine Freude an all den schönen Dingen hätte, zumal auch Gott will, dass dem Menschen an seinem leiblichen Wohl nichts fehle."

Diese Argumente der „Schlemmer" kennen wir alle und sie wirken einleuchtend und schlüssig, aber die **Enthaltsamkeit** als der Gegenspieler erwidert bei Hildegard:

„Kein Mensch würde seine Zither so spielen, dass ihre Saiten zerspringen! Sind die Saiten einmal gesprungen, bleibt nichts mehr von ihrem Klang. Du Schlemmer stopfst deinen Bauch so voll, dass deine Adern dabei platzen … Ich aber (die Enthaltsamkeit) *nehme Maß am Menschen, damit dem Leib nichts fehlt und er auch nicht zu voll gestopft wird von Speise und Trank. Ich bin eine Zither, die in schönster Harmonie ertönt."*

Schlemmen und Konsumieren sind zu einem Freizeitvergnügen geworden – nach dem Motto: „Alles, jederzeit, überall, sofort und günstig – und frei Haus geliefert". Wir sollten uns besinnen und uns fragen, ob wir wirklich alles brauchen.

Zur Schlemmerei gehören bei Hildegard auch „Genusssucht und Unersättlichkeit" als Untugenden, aus denen wiederum „Gier und Begierde" erwachsen und aus der in weiterer Folge wiederum das Suchtverhalten resultiert.
Durch bewusstes Fasten und freiwillige Reduktion kann die Unersättlichkeit und das nagende Gefühl von Mangel in die wohltuende Genügsamkeit verwandelt werden. Auch wenn die Begriffe veraltet klingen und nicht gerne gehört werden, so treffen sie auf das heutige Essverhalten mit der Sucht nach Süßem und einem übermäßigen Fleischkonsum dennoch gut zu. Aber auch Verhaltensweisen wie Kaufsucht, Medien- und Alkoholkonsum und das ständige Streben nach mehr Leistung und höheren Erträgen gehören dazu.

Fasten auf körperlicher Ebene

Der freiwillige Verzicht auf Nahrung ermöglicht dem Körper, wichtige innere **Reinigungsprozesse** durchzuführen, Schlacken und Giftstoffe auszuleiten und Altlasten zu verbrennen. Da der Körper während des Fastens entwässert und von seinen eigenen Fettreserven lebt, kommt es zum gewünschten Gewichtsverlust und damit verbunden zu mehr Beweglichkeit und Spannkraft. Beim Hildegardfasten werden keine Kalorien gezählt oder Tabellen geführt, sondern die eigene Wahrnehmung und das Bauchgefühl werden zum Maßstab. Wir schwanken ja oft zwischen Lust und echtem Hunger und kennen sowohl Phasen von Schlemmerei als auch von Enthaltsamkeit. Sie sind bei Hildegard die beiden Gegensätze, die sich in uns als Tugend bzw. als Untugend begegnen und von denen beide „gewinnen" möchten.

Beim Hildegardfasten werden weder Kalorien gezählt noch Tabellen geführt, sondern es wird auf einen ganzheitlichen Ansatz Wert gelegt.

Vorteile des Fastens auf körperlicher Ebene:

- Körperlicher Reinigungsprozess
- Schlacken und Giftstoffe werden ausgeschieden
- Krankheiten werden gemildert bzw. geheilt
- Blutdruck und Blutzuckerspiegel werden reguliert
- Cholesterinspiegel wird gesenkt
- Schmerzen werden weniger oder verschwinden ganz
- Immunsystem wird gestärkt
- Beweglichkeit und Spannkraft steigen
- Kraft und Energie werden mehr
- Körpergefühl wird intensiver und sensibler
- Gewichtsverlust

Fasten auf seelischer Ebene

Die ständige Suche und Sucht nach mehr führen auf seelischem Gebiet oft zu Weltschmerz und Überdruss. Beim und durchs Fasten kann sich die Seele mit ihren Bedürfnissen, Sorgen und Ängsten bemerkbar machen. Auch der Weltschmerz oder die Traurigkeit dürfen sich zeigen und können verwandelt werden in Zuversicht und Fröhlichkeit. Wer sich und seine Bedürfnisse ernst nimmt, kann **„seine Seele putzen“**. Er kann sich befreien und weiter-ent-wickeln, d. h. Schicht für Schicht ab-wickeln, um zu seinem Wesenskern zu gelangen.
In der Fastenzeit tauchen mehr Träume auf bzw. wir können uns besser an die Träume erinnern, weil der Schlaf ein leichter ist. Diese Träume entlasten die Seele und geben uns die Möglichkeit, uns nochmals mit den aufgetauchten Themen auseinanderzusetzen.

Vorteile des Fastens auf seelischer Ebene:

- Seelische Bedürfnisse zeigen sich
- Ängste und Sorgen „dürfen“ aufsteigen

Gemeinsames Fasten verbindet und ist eine besondere Erfahrung.

- Wahrnehmung der eigenen Bedürfnisse wird möglich
- Probleme verlieren den Schrecken oder führen zu einer Entscheidung
- Träume zeigen Unbewusstes auf
- Belastendes kann sich lösen
- Reue wird ermöglicht
- Ruhe und Ausgeglichenheit stellen sich ein
- Fasten führt in die Mitte
- Persönliche Entwicklung fällt leichter

Fasten auf geistiger Ebene

„Wisst ihr nicht, dass euer Leib ein Tempel des Heiligen Geistes ist?" (1 Kor 6,19)

Beim Fasten werden die **Gedanken klarer** und das Denken geordnet – und diese Klarheit führt zu Freude und laut Hildegard „zu rechtem Durchblick". Abstinenz auf geistigem Gebiet, indem ich die Informationsflut eindämme und Tratsch und Klatsch vermeide, ergibt eine angenehme **„Leichtigkeit im Denken".** In dieser Klarheit und Leichtigkeit werden wir feststellen, was uns wirklich interessiert und was uns eher belastet. Wir erinnern uns vielleicht an Themen, die uns „be-geistert" haben, und wir frischen diese wieder auf. Oder wir genießen die Ruhe des Geistes, weil die Gedanken nicht ständig in unserem Kopf Karussell fahren. Dadurch finden wir in uns die Themen, die uns wirklich interessieren und uns selbst betreffen.

Vorteile des Fastens auf geistiger Ebene:

- Geistiger Ballast verschwindet
- Gedanken werden positiver und klarer
- Lebensfreude zeigt sich
- Sinne werden geschärft
- Energie und geistige Frische werden spürbar
- Neue Einsichten und Perspektiven tauchen auf

- Entscheidungen fallen leichter
- Wahrnehmung wird geschärft
- Vorhaben werden leichter umgesetzt (oder gelassen)
- Probleme relativieren sich
- Zeitgefühl verändert sich
- Fokus richtet sich auf Schönes

Während der Fastenzeit Medien meiden und auf Fernsehen und Computer verzichten. Genießen Sie die Stille oder hören Sie nur angenehme Musik – und keine Nachrichten.

Wer dies beherzigt, macht andere Erfahrungen als Fastende, die lediglich das Essverhalten verändern – Sie gelangen in die Tiefe und in die eigene Innenwelt.

Fasten in den Religionen

In allen Religionen und spirituellen Traditionen gehört Fasten ganz selbstverständlich in den Jahresablauf. Es wurde von allen Religionsstiftern empfohlen, um die geistige und körperliche Entwicklung zu stärken, und es wurde von ihnen selbst und von verantwortungsvollen Menschen vor schwierigen Entscheidungen praktiziert.
Folgende Zitate belegen die Bedeutung des Fastens in den Religionen:

„Beten führt auf halbem Wege zu Gott,
Fasten bringt uns an die Tür des Himmels."
Mohammed

„Wenn all mein Fleisch hinwegschwindet,
wird die Seele immer heller,
des Geistes Wachsein immer fester."
Buddha

„Seht, an euren Fasttagen geht ihr dem Geschäft nach
und treibt alle eure Arbeiter zur Arbeit an.
Obwohl ihr fastet, gibt es Zank und Streit und ihr
schlagt zu mit roher Gewalt.
Ihr fastet zurzeit nicht so,
dass eure Stimme in der Höhe gehört würde …"
Prophet Jesaja (58,3–4)

„Die Fastenzeiten sind Teil meines Wesens.
Ich kann auf sie ebenso wenig verzichten
wie auf meine Augen.
Was die Augen für die äußere Welt sind,
das ist das Fasten für die innere."
Mahatma Gandhi

„Wenn ihr fastet, macht kein finsteres Gesicht
wie die Heuchler.
Sie geben sich ein trübseliges Aussehen,
damit die Leute merken, dass sie fasten.
Amen, das sage ich euch:
Sie haben ihren Lohn bereits erhalten.
Du aber salbe dein Haar, wenn du fastest,
und wasche dein Gesicht,
damit die Leute nicht merken, dass du fastest,
sondern nur dein Vater,
der auch das Verborgene sieht;
und dein Vater, der das Verborgene sieht,
wird es dir vergelten."

Jesus Christus

Diese Textstelle aus dem Matthäusevangelium zeigt, was auch Hildegard empfohlen hat: Wir fasten für die eigene Erfahrung und nicht, um anderen etwas zu beweisen. Es geht nicht darum, sich zu kasteien und so lange wie möglich streng mit sich zu sein, sondern offen zu werden für die Weisheit in sich selbst und **auf die innere Stimme zu hören**. Beim Fasten werden wir die Erfahrung machen, dass wir ein Teil der gesamten Schöpfung sind, und wir werden gleichzeitig sensibler für die Probleme anderer. So realisieren wir, dass der freiwillige Verzicht ein Solidaritätsbeitrag an die Welt sein kann – wenn unsere innere Haltung entsprechend ist. Wir werden auch erkennen, dass Fasten nur um ein paar Kilo abzunehmen viel zu schade ist, und „das Verborgene" in uns entdecken.

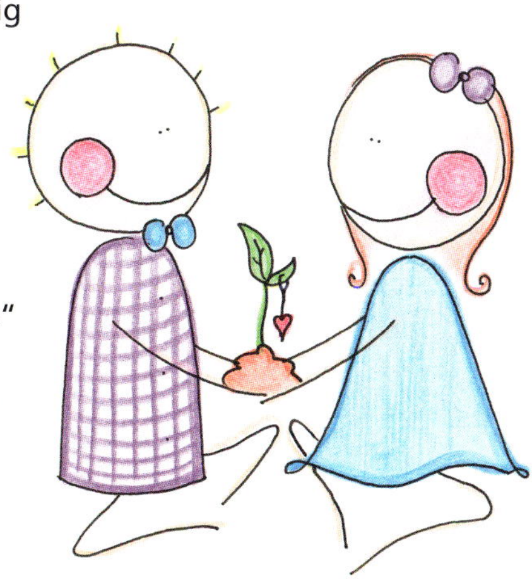

In allen Weltreligionen gibt es gemeinsame Fastenzeiten, und wenn wir die Möglichkeit haben, in einer Gruppe zu fasten, werden wir erfahren, dass ein **gemeinsames Fasten**

die große Chance für Veränderung in sich birgt. Einerseits verbindet Fasten untereinander und andererseits entsteht dadurch ein Energiefeld, dessen Kraft auf eine Weise wirken kann, die wir heute (noch) unterschätzen. So wird Fasten zum Solidaritätsbeitrag für Menschen in Not – und gleichzeitig erfahren wir, dass es uns in dieser Geisteshaltung leichter fällt zu verzichten. Und Hildegards Worte *„Jedes Geschöpf ist mit einem anderen verbunden und ein jedes Wesen wird durch ein anderes gehalten"* erhalten einen tiefen Sinn.
Ein zentraler Begriff in der Hildegardlehre ist das rechte Maß, und dieses empfiehlt Hildegard auch beim Fasten, damit es zu einem sanften Prozess wird: *„Wie es dem Magen schaden würde, wenn er immer voll oder leer wäre, so würde es auch der Seele schaden, wenn der Leib immer im Vergnügen lebte."*
Und Hildegard rät uns – wie auch im Matthäusevangelium steht –, sich während der Fastenzeit nur mit Fastenden auszutauschen und nicht mit anderen darüber zu reden, damit der Hochmut nicht genährt und die eigene Erfahrung nicht geschwächt wird.
„Fasten schließt die Lippen", heißt es beim griechischen Bischof und Kirchenvater Johannes Chrysostomos und wir werden bemerken, dass es zudem unser Herz und unsere Sinne öffnet. Es bietet die Möglichkeit, sich selbst kennen zu lernen, sein Bewusstsein zu erweitern, der Seele Raum zu geben, damit sie sich darin entfalten kann, und es bedeutet, seine Achtsamkeit zu pflegen. Dies alles geschieht aber nur, wenn es in „Absichtslosigkeit" und für sich selbst getan wird. Es geschieht nicht, wenn ich es für andere „tue", für ein Lob oder um einer höheren Instanz zu gefallen.

„Fasten ist Speise für die Seele und es schließt die Lippen."
Johannes Chrysostomos

Spiritualität

Neben körperlichen Beweggründen ist auch die Pflege der eigenen Spiritualität ein guter Grund, regelmäßig zu fasten.

Der Begriff Spiritualität ist sehr in Mode gekommen. Was damit gemeint ist, ist den meisten Menschen allerdings nicht so recht klar, denn die Vorstellungen davon sind genauso zahlreich wie unterschiedlich.

Ursprünglich verstand man unter Spiritualität das „Geistige" im Gegensatz zum Weltlichen. Mit der Zeit kam es allerdings zu einer überhöhten Vorstellung dessen, was Spiritualität sein soll, und gleichzeitig zu einer Entwertung des Alltäglichen, des Irdischen.

Wir Menschen sind beseelte Wesen, Geschöpfe, in denen der Funke Gottes zum Leben erwacht ist. Wir sind in unserem Innersten spirituell und es ist eine unserer Aufgaben, in dieses Innerste vorzudringen, es kennen zu lernen, es freizulegen und uns selbst als einzigartige Menschen anzuerkennen und wertzuschätzen.

Spiritualität kann man nicht in Kursen oder aus Büchern „lernen", man kann es aber üben. Gelebte Spiritualität ist eine Haltung, die man einnimmt und in der man sich mit Hilfe der Hildegardtugenden immer wieder übt. Wir alle kennen unsere Eitelkeiten und Schwächen, denen wir gerade in der Fastenzeit – aber auch danach – achtsamer und neu begegnen können. Übungsmöglichkeiten stellt das Leben täglich zur Verfügung.

- Wir können uns in **Geduld** üben, besonders dann, wenn wir gerade keine Zeit haben.
- Wir können eine Situation mit **Barmherzigkeit** betrachten, ohne gleich zu urteilen und zu verurteilen.
- Wir können **Großzügigkeit** walten lassen, auch wenn wir dadurch einen kleinen Nachteil haben.

- Wir können **Zurückhaltung** und **Demut** – eine sehr stärkende Kraft – an den Tag legen, um der Gier und dem Geiz beizukommen, die uns beide innerlich schwächen und uns klein und kleinlich machen.

Eine spirituelle Haltung kann man erlangen, indem man sich in **Achtsamkeit** übt. Sie verschafft den Hildegardtugenden Raum und lässt uns unserem Innersten näher kommen. Die Achtsamkeit und das bewusste Sein sind wunderbare „Lernhilfen" auf dem Weg des Nach-Spürens und des In-sich-hinein-Hörens und wie Willigis Jäger sagt: „Ein spiritueller Weg, der nicht in den Alltag führt, ist ein Irrweg."

Achtsamkeitsübungen:

- Gehen Sie **langsam** und achten Sie auf jeden einzelnen Schritt.
- **Betrachten** Sie Ihre Umgebung, als wäre es das erste Mal.
- Reden Sie **leiser** als üblich und nach Möglichkeit auch weniger.
- **Horchen** Sie einem Menschen aufmerksam zu, zeigen Sie Interesse und stellen Sie bewusst Fragen.
- Versuchen Sie zu **„schauen"** anstatt zu sehen und versuchen Sie, über das scheinbar Selbstverständliche zu **staunen**.
- **Atmen** Sie bewusst ein und aus und achten Sie auf die Tiefe jedes einzelnen Atemzugs.
- Decken Sie den Tisch **liebevoll**.
- **Halten Sie** vor dem Essen bewusst **inne** und danken Sie aus dem tiefsten Inneren für die Mahlzeit. Ein Großteil der Weltbevölkerung kann nicht selbstverständlich täglich essen.
- Nehmen Sie Gegenstände des täglichen Bedarfs bewusst in die Hand und **spüren** Sie nach, wie sie sich anfühlen.

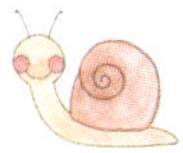

- Machen Sie den Abwasch mit **Freude** und **Bewusstheit**.
- Putzen Sie das Bad mit **Dankbarkeit** darüber, dass Sie – weltweit gesehen – zu den wenigen Menschen gehören, die über ein Badezimmer verfügen.
- Lassen Sie einem anderen Menschen den **Vortritt**.
- Fahren Sie **langsam** und halten Sie an, um einen Fußgänger über die Straße zu lassen.
- **Rufen** Sie jemanden an, mit dem Sie nicht ganz in Frieden sind, oder schreiben Sie der Person eine Karte.
- **Lächeln** Sie aus Ihrem Innersten heraus.
- Gehen Sie erst als Letzte/r ans Buffet und **schöpfen Sie nur so viel** auf den Teller, **wie Sie wirklich essen** (möchten).

Gebet – Meditation

Zu einem ganzheitlichen Fasten gehört auch das Gebet oder die Meditation. Ein Gebet stärkt auf ganz besondere Weise und wirkt auf unsere Seele. Es kann im herkömmlichen Sinn gehalten werden und durch Rezitieren von bekannten Texten stattfinden, es kann aber auch als freies Gespräch mit Gott oder als Zwiesprache mit sich selbst gestaltet werden.

Auch bei der Meditation gibt es verschiedene Möglichkeiten und es liegt bei jedem/r Einzelnen, die passende Art zu finden. Bei der Meditation wird nicht nachgedacht, sondern man lässt Gedanken, die kommen, wertfrei wieder ziehen. Das Zulassen von Gedanken wirkt reinigend und zeigt auf, woran das Unbewusste arbeitet. In solchen Prozessen kann ein Gespräch mit einem Fastenbegleiter, einem Therapeuten oder einem Seelsorger hilfreich und klärend sein. Nutzen Sie gerade die Fastenzeit dazu, mit der Meditationspraxis zu beginnen oder diese zu vertiefen.

Gründe für eine Fastenzeit

Meldungen von Fastenden

Die Entscheidung für eine Fastenzeit kann aus verschiedensten Gründen fallen und es ist hilfreich, sich über die eigenen Motive im Klaren zu sein und dann einen „entschlossenen Schritt" zu setzen. Das Fasten fällt leichter, wenn es freiwillig geschieht und wenn man sich die positiven Aspekte selbst immer wieder in Erinnerung ruft. Sehr oft sind es gesundheitliche Beschwerden oder der Wunsch zu entschlacken, die zum Fasten führen. Auch der Wunsch abzunehmen ist ein häufiger Beweggrund oder man tut es, weil man sich durch Berichte animieren ließ.
Manchmal ist auch Neugier ein Grund oder das Gefühl, in der Fülle die eigene Wahrnehmung und Wertschätzung zu verlieren.
Wer sich über die Motive für „sein" Fasten im Klaren ist, hat einen guten Einstieg in eine wertvolle und ganz besondere Zeit gefunden.
Im Laufe jeder Fastenwoche wachsen die eigene Erfahrung, Körperwahrnehmung und Empfindsamkeit. Die Gedanken werden klarer, Entscheidungen fallen leichter und am Ende der Fastenzeit zeigen sich Freude und Dankbarkeit.
Die im Folgenden aufgelisteten Gründe, die so von Teilnehmerinnen und Teilnehmern von Fastenwochen genannt wurden, sollen anregen und neugierig machen.

Gründe fürs Fasten

- Meine Gelenke schmerzen und ich fühle mich müde und niedergeschlagen. Es ist ein gutes Gefühl, wenn die Schmerzen durchs Fasten aufhören.
- Ich habe einen Tennisarm und möchte die Entzündungen loswerden.

- Ich spüre ganz genau, dass Limo, Schokolade und Käse bei mir Migräne auslösen. Ich hoffe, durchs Fasten wieder in „geregelte Bahnen" zu kommen.
- Ich habe mehrere Allergien und möchte durch das Fasten eine nach der anderen loswerden.
- Seitdem ich regelmäßig faste, habe ich bessere Blutwerte und auch mein Bluthochdruck normalisiert sich.
- Ich nehme regelmäßig Medikamente und möchte die Rückstände loswerden und den Körper reinigen.
- Ich hatte eine Operation und möchte die Narkose ausleiten.
- Ich habe schon viele Kuren gemacht, aber noch nie richtig gefastet. Ich bin gespannt, was mich erwartet.
- Ich habe eine „magische" Grenze für mein Körpergewicht – diese ist nun erreicht und ich möchte mir einen „Puffer" schaffen.
- Ich möchte meine „Jahresringe" loswerden. Mit regelmäßigem Fasten halte ich mein Gewicht.
- Ich bin an sich ein Genussmensch – ich will mir aber selbst Grenzen setzen, bevor alles ausufert.
- Ich esse ständig und oft lustlos, habe kein Sättigungsgefühl mehr und möchte es durchs Fasten wiedererlangen.
- Ich habe das Glück, dass ich das Gefühl „Hunger" nicht kenne, esse aber wann immer ich will. Ich möchte Fasten als Erfahrung.
- Für mich ist Fasten eine Reinigung, die ich nicht mehr missen möchte – es ist ein „Hausputz" für meinen Körper und klärt den Geist.
- Das Gefühl beim Fasten – und vor allem danach – ist immer ein ganz besonderes; ich will es wieder einmal spüren.
- Man kommt sich beim Fasten selbst wieder näher – zurzeit stehe ich etwas neben mir.

- Ich habe das unangenehme Gefühl, dass ich von allem zu viel habe, und möchte mir wieder klar werden, was ich wirklich brauche.
- Ich faste als Dank für meinen Körper und hoffe, dass mich die Seele einholt.
- Ich möchte meine Ernährung umstellen und bei der Hildegardernährung habe ich ein gutes Bauchgefühl.
- Ich arbeite und esse viel – die Fastenwoche ist für mich das Highlight der Fastenzeit. In dieser Zeit „fahre ich wunderbar herunter".
- Ich faste meiner Freundin zuliebe, damit sie nicht alleine fasten muss.
- Ich faste, weil es bei mir als Fixpunkt im Kalender steht. Es gehört ganz einfach zum Jahresablauf.
- Ich konnte heuer die Fastenzeit kaum erwarten; das Fasten klärt den Geist und ich sollte eine wichtige Entscheidung treffen.
- Es ist eine Woche ganz für mich allein – es fühlt sich sehr exklusiv an.
- Ich möchte wieder Herrin über meinen Körper und meine Seele sein und ganz in mich hineinspüren.
- Fasten ist für mich eine Reinigung – so komme ich auch mit mir selbst ins Reine.
- Der Umgang mit mir und mit meinen Mitmenschen ist während und nach dem Fasten immer liebevoller und netter.
- Fasten hat für mich auch einen religiösen Aspekt und gehört ganz einfach in den Jahresablauf.
- Auch wenn ich das Fasten seit vielen Jahren kenne, ist es immer wieder eine tolle Erfahrung, die ich nicht missen möchte.
- Fasten hilft mir, „Disziplin" zu üben und die Wertschätzung wiederzuerlangen.
- Ich möchte wissen, ob ich mich im Griff habe oder ob die Gewohnheiten mich im Griff haben.

- Ich will wissen, „was es mit mir macht" – ich habe nie das Gefühl von „genug", und das empfinde ich mittlerweile als sehr lästig und unbefriedigend.
- Die alten Gewohnheiten haben sich wieder eingeschlichen – ich möchte wieder langsam und bewusst essen.
- Ich möchte freiwillig reduzieren, bevor mich eine Krankheit dazu zwingt.
- Ich möchte wieder das Wohlgefühl spüren und innerlich aufräumen.
- Es gibt zu viel von allem – ich möchte bewusst weg von der Fülle.
- Fasten ist für mich ein „reset" und ich freue mich jetzt richtig aufs „Nicht-Essen".
- Ich faste, um Energie zu tanken – ich fühle mich müde, bin träge und langsam.
- Mich interessieren die Informationen, die ich beim Fasten erhalte, denn ich möchte mehr über Hildegard und ihre Lehre wissen.
- Ich faste in der Gruppe, weil mich die Treffen und der Austausch stärken und weil ich es alleine nicht so gut könnte.
- Aus Neugier, weil ich es noch nicht kenne und so viel davon gehört habe.

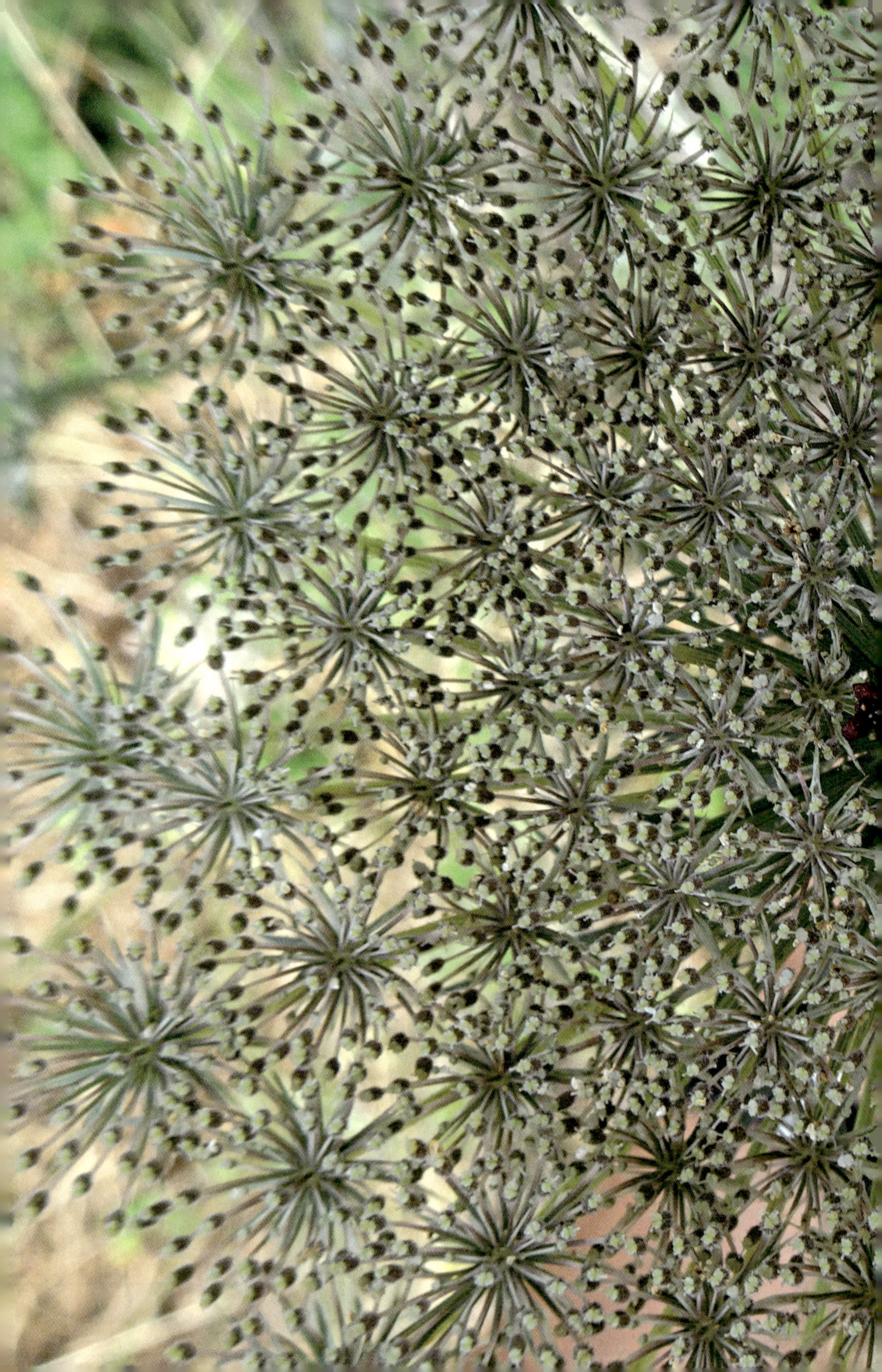

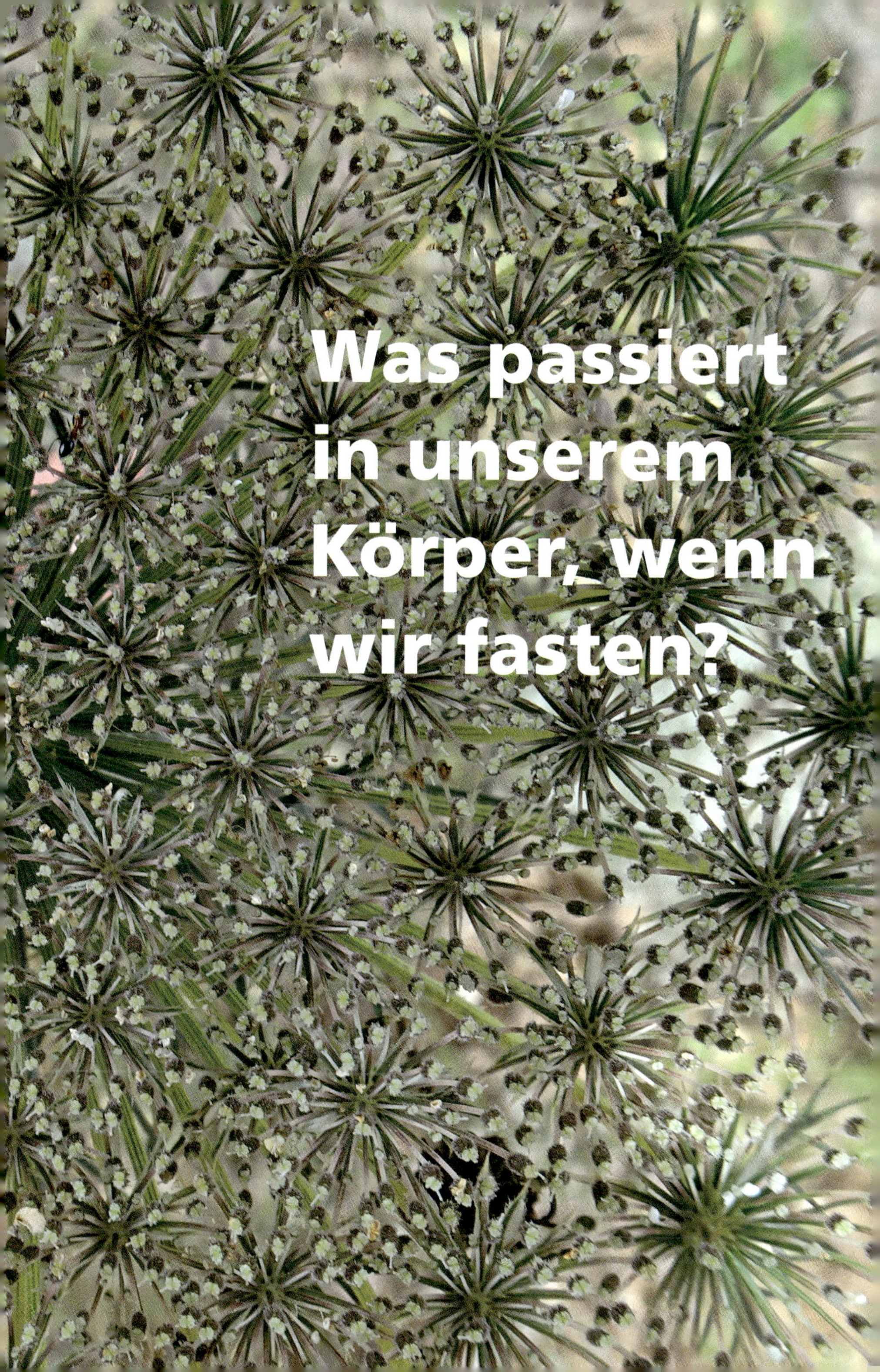
Was passiert
in unserem
Körper, wenn
wir fasten?

Reinigung und Regeneration im ganzen Körper

Das Gefühl der Kraftlosigkeit und Schwäche beim Fasten ist ein Hinweis, dass der Körper seine Energie zur Reinigung verwendet. Wir „schwächeln" nicht, weil wir wenig essen, sondern weil wir die Kraft anderweitig brauchen.

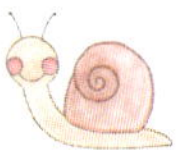

Unser Körper ist ein Wunderwerk und wir muten ihm sehr viel zu, ohne uns dessen bewusst zu sein. Erst wenn wir durch Schmerz oder Krankheit auf ihn aufmerksam werden, überlegen wir, was wir anders machen könnten. Das Fasten ist eine Möglichkeit, den **Körper zu entlasten** und in ihn hineinzuspüren, bevor uns Schmerzen oder eine Krankheit dazu zwingen.

Die körperlichen Prozesse beim Fasten sind sehr komplex und viel komplizierter, als hier beschrieben. Ich habe versucht, diese Prozesse einfach und anschaulich darzustellen, damit wir ein Gespür für die „Leistung" unserer Organe und vor allem ein Gefühl der Dankbarkeit für unseren wunderbaren Körper bekommen. Diese Beschreibung erhebt somit keinen Anspruch auf Vollständigkeit.

Beim Fasten können Beschwerden wie Kopfweh, Muskel- oder Gelenkschmerzen auftauchen. Oft meldet sich die persönliche Schwachstelle wie z. B. Haut, Blase oder Magen. Wer beim Fasten keine Beschwerden hat, darf sich dennoch sicher sein, dass sein Körper entgiftet.

Beim Fasten kommt es auf körperlicher Ebene zu einer Reinigung und zur Regeneration. Durch die bessere Durchblutung und eine vermehrte **Entwässerung** wird das Gewebe straffer. Die überschüssigen Säuren werden gebunden und ausgeschieden.

Durch die Entwässerung und den **Abbau von Fettreserven** kommt es zum gewünschten Gewichtsverlust. Ein nachhaltiger Gewichtsverlust ist nur möglich, wenn Gewohnheiten verändert werden. Um ein Kilo Fett abzubauen, müssen 9000 Kalorien verbraucht bzw. eingespart werden.

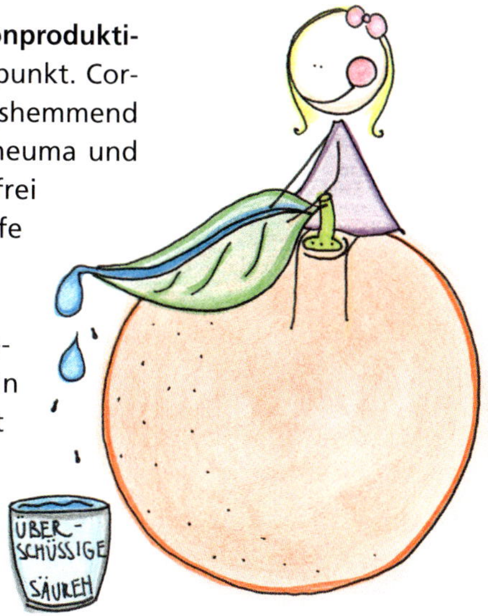

Ab dem vierten Fastentag steigt die **Cortisonproduktion** und ist am sechsten Tag an ihrem Höhepunkt. Cortison wirkt euphorisierend und entzündungshemmend – dies bewirkt, dass Fastende, die unter Rheuma und Gelenkschmerzen leiden, meist schmerzfrei werden und deshalb die Stimmung im Laufe der Fastenwoche steigt.

Während des Fastens kommt es zur so genannten **Acidose,** d. h. die Übersäuerung in unserem Körper nimmt zu. Orangenhaut ist ein äußeres Zeichen von Übersäuerung. Auch Hautrötungen und entzündete Augen weisen darauf hin. Deshalb ist es einerseits notwendig, viel zu trinken, um diese Übersäuerung auszuschwemmen – andererseits die Basenreserven zu schonen bzw. die Zufuhr von Basen zu unterstützen, etwa durch Gemüsesuppe oder Fencheltee.
Allzu viel Trinken kann allerdings zu einer „Überwässerung" führen und so sind – je nach Körpergewicht – zwei bis maximal drei Liter Flüssigkeit pro Tag ausreichend. Gleichzeitig sind Alkohol, Kaffee, Weißmehl, Zucker, Rohkost und tierisches Eiweiß strengstens zu meiden.
Der so genannte **Alkalivorrat** (Basenreserven) baut sich erst nach sechs bis acht Tagen auf. Dieser hält unseren Körper im basischen Bereich. Mit dem Tiefpunkt des Alkalivorrats erreichen die Beschwerden ihren Höhepunkt. Auch deshalb ist es wichtig, die vorgesehene Dauer der Fastenzeit einzuhalten, da wir ansonsten „in der sauren Phase hängen bleiben".
Die **Körpertemperatur** fällt beim Fasten, weil durch die reduzierte Nahrungsaufnahme weniger Energie vorhanden ist und diese Energie für die Funktion der Organe verwendet wird. Zudem sinkt der **Blutzucker-** und

Auf der psychischen Ebene kommt es durch das Fasten zu Klarheit und Bewusstwerdung.

auch der **Cholesterinspiegel** – zum Teil durch die Leber bedingt und zum Teil von außen gesteuert. Dieser Fasteneffekt ist v. a. für Diabetiker erfreulich.

Blut

Die **Erythrozyten** (rote Blutkörperchen) nehmen durch den Fastenprozess zu und sorgen für einen besseren Sauerstofftransport, weil die Lunge CO_2 (Kohlensäure) ausatmet. Die Gerinnungsfähigkeit des Bluts und der Blutfarbstoff nehmen ebenfalls zu.
Gleichzeitig fallen die **Leukozyten** (weiße Blutkörperchen) bis auf ein Drittel ihrer üblichen Anzahl und dadurch wird unser Immunsystem anfälliger. Deshalb kann es am Anfang einer Fastenperiode leichter zu grippalen Infekten kommen, die aber bald wieder abklingen.

Lunge

Vorübergehend fällt die **Lungenkapazität,** um den Wasserverlust zu verringern. Dies führt aber gleichzeitig zu Kurzatmigkeit, die typisch ist beim Fasten. Meist geschieht dies am dritten oder vierten Tag des Fastens. Wer also beim Stiegensteigen oder beim Arbeiten wenig Luft bekommt, darf darauf vertrauen, dass es nur vorübergehend ist.

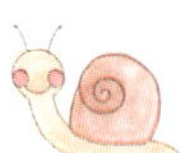

Im Laufe eines durchschnittlichen Lebens werden rund 30 bis 50 Tonnen Nahrung und rund 50.000 Liter Flüssigkeit von unserem Körper „verarbeitet".

Mund

Mit dem Kauen und Vermengen der Nahrung mit Speichel, der auch Verdauungsenzyme enthält, beginnt die Verdauung bereits im Mund. Pro Tag werden etwa **0,7**

bis zwei Liter Speichel produziert – auch dann, wenn wir nicht essen. Daher müssen wir rund 1,4 Mal pro Minute schlucken, pro Tag also bis 2000 Mal.
In der Nacht gibt es wenig Speichelproduktion und somit auch eine geringere Desinfektion. Deshalb sind am Morgen zahlreiche Bakterien im Mund und darum ist es wichtig, zuerst den Mund auszuspülen und im Idealfall „Bertram zu ziehen" (siehe Seite 135).

Unser Körper produziert täglich
0,7 bis 2 Liter Speichel,
2 bis 3 Liter Magensaft,
0,7 Liter Galle,
0,5 Liter Bauchspeicheldrüsensaft und
3 Liter Darmdrüsensaft.
Insgesamt werden 7–10 Liter Verdauungssäfte produziert und vom Darm resorbiert.

Magen

Nach dem Kauen gelangt der Speisebrei über die Speiseröhre in den Magen. Hier wird die Nahrung unterschiedlich lange durchgeknetet und von hochprozentiger Salzsäure „angedaut". Je nach Art der Nahrung muss sie unterschiedlich lange im Magen verbleiben. Flüssigkeiten benötigen nur einige Minuten, Gemüse ein bis eineinhalb Stunden, gebratenes Fleisch bis sechs Stunden und extrem fette Nahrung über acht Stunden. Die rund 35 Millionen Drüsen der Magenschleimhaut produzieren pro Tag **zwei bis drei Liter Magensaft.** Die Mageninnenwände sind von einem feinen, aber effektiven Schleimfilm überzogen, der ständig nachgebildet wird. Auf diese Art schützt sich der Magen davor, sich selbst zu verdauen. Bei einem Missverhältnis zwischen Schleim- und Säureproduktion kommt es zu einem „Selbstverdauen" – und infolgedessen zu einer Gastritis, aus der wiederum ein Magengeschwür entstehen kann.
Der Magen und die Bauchspeicheldrüse arbeiten beim Fasten in verringertem Maß weiter und können sich so erholen. Die **Magensäure** ist ausschlaggebend für die Funktion im Magen. Nach Hildegard ist der Magen die zentrale Stelle der Energieproduktion. Die „richtige" Dosis an Magensäure ist ausschlaggebend für eine gu-

Auch bei Allergien ist der Magen immer mitzubehandeln – Hildegard nennt das „Magenfieber".

te Verdauung. Wenn zu wenig Magensäure produziert wird oder der Magen durch zu üppiges oder unpassendes Essen überlastet ist, kommt es zu Verdauungsstörungen.

Bei einem so genanntem **„kalten Magen"** werden die anderen Organe wie Blase, Niere und Darm unterversorgt. Da diese Organe zusammenhängen, ist es wichtig, z. B. bei Blasenschwäche oder Nierenleiden, in erster Linie den Magen zu behandeln bzw. auf wärmende Nahrungsmittel zu achten.

Augenprobleme und beginnende Sehschwäche können ebenfalls ein Hinweis auf einen „kalten Magen" sein.

Ein **„warmer Magen"** entlastet bzw. stärkt indirekt Niere und Blase, was z. B. bei Bettnässen ganz wichtig ist. Warme Füße und Hände sowie ein wohliges Gefühl nach den Mahlzeiten sind Zeichen von einem warmen Magen. Wer häufig kalte Hände und Füße hat, generell leicht friert und einen niederen Blutdruck hat, sollte vermehrt wärmende Lebensmittel einsetzen und vor allem am Morgen einen warmen Getreidebrei zu sich nehmen.

80 Prozent unseres Immunsystems befinden sich im Darm. Geht es unserem Darm gut, geht es allen gut. Buchtipp: „Darm mit Charme" von Giulia Enders

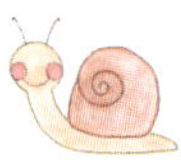

Darm

Über den Magenausgang, den Pförtner, gelangt der Speisebrei in den ersten Teil des Dünndarmes, den so genannten Zwölffingerdarm. In den Zwölffingerdarm münden auch der Gallengang und der Gang der Bauchspeicheldrüse. Hierdurch gelangen u. a. Enzyme zum Speisebrei, die sehr effektiv Kohlenhydrate und Fette zersetzen.

Die Funktion von Zwölffingerdarm, Dünndarm und Dickdarm ist sehr unterschiedlich. Das größte „Ausmaß" und einen großen Anteil an der Verdauung hat der Dünndarm. Der Darm steht oft in Zusammenhang mit Krankheiten wie z. B. Migräne, Hautproblemen oder Allergien und er ist auch zuständig für die Versorgung vieler Organe.

Der Dünndarm ist insgesamt vier bis viereinhalb Meter lang und produziert ca. zwei Liter alkalischen Verdauungssaft. Im Dünndarm wird der Speisebrei weiter verdaut bzw. „geknetet". Die unverdaulichen Ballaststoffe drücken gegen die Darmwand und diese drückt zurück. Im Dünndarm gibt es zudem Schrittmacherzellen, die mit kleinen Stromstößen die Darmtätigkeit anregen.

Die Verdauung geschieht auch durch langsame rhythmische Vorwärts- und Rückwärtsbewegung (Peristaltik), wobei die Vorwärtsbewegung leicht überwiegt. So wird der Darminhalt langsam vorwärts Richtung Dickdarm transportiert.

Der Dünndarm reinigt sich eine Stunde nach jeder Mahlzeit mit einer Welle (hörbar als Magenknurren). Nach einer deftigen Mahlzeit mit viel Fett und Fleisch muss er jedoch mehrere Stunden verdauen.

Jede Zwischenmahlzeit stört den „Putzvorgang" des Darms und kostet Energie.

Um die Oberfläche zu vergrößern und damit eine bessere Resorption der Nahrung zu ermöglichen, ist die Dünndarmoberfläche durch zahlreiche Fältelungen zu einer Oberfläche von bis über hundert Quadratmeter vergrößert.

Die Zellen des Verdauungstraktes werden stark beansprucht, daher ist ihre Lebenszeit kaum länger als 36 Stunden. Alle zwei bis vier Tage hat der gesamte Magen-Darm-Trakt eine **komplett neue Oberfläche**! Wir haben also täglich die Chance, uns wieder gesünder und besser zu ernähren.

Der **Dickdarm** ist bis zu 1,8 Meter lang. Seine Hauptaufgabe besteht darin, die täglich bis zu acht Liter Flüssigkeit wieder zurückzugewinnen, die mit den Verdauungssäften in den Magen-Darm-Trakt abgegeben

Alle drei Tage Stuhlgang ist genauso „normal" wie drei Mal täglich.

werden. Auch die Gallensalze werden wieder aufgenommen, wie auch andere Salze.

Im gesamten Darm, hauptsächlich aber im Dickdarm, leben bis zu hundert Billionen (zumeist nützliche) **Bakterien**, welche die Darmflora bilden und die Verdauung unterstützen, teilweise Vitamine bilden, die unverdaulichen Ballaststoffe zersetzen und den Stuhl geschmeidiger machen. Der Dickdarm, insbesondere das Rektum, dienen auch als Speicher für den Stuhl, sodass man in der Regel nur einmal täglich aufs Klo muss. Wird die Darmflora in Unordnung gebracht, z. B. durch krankmachende Bakterien, kommt es zum **Durchfall**. Dies liegt an den Giftstoffen, die diese Bakterien absondern, wodurch der Darm Wasser absondert, welches den Stuhlgang flüssig macht. Damit versucht er, die Störenfriede loszuwerden.

Darmbakterien werden ständig ausgeschieden und erneuert. Unser Darm hat bis zu drei Kilogramm Bakterien und von diesen werden bis zu 500 Gramm pro Tag ausgeschieden. Diese Reinigung findet automatisch (auch ohne Einlauf) statt, kann aber durch die Einnahme von Flohsamen unterstützt werden.

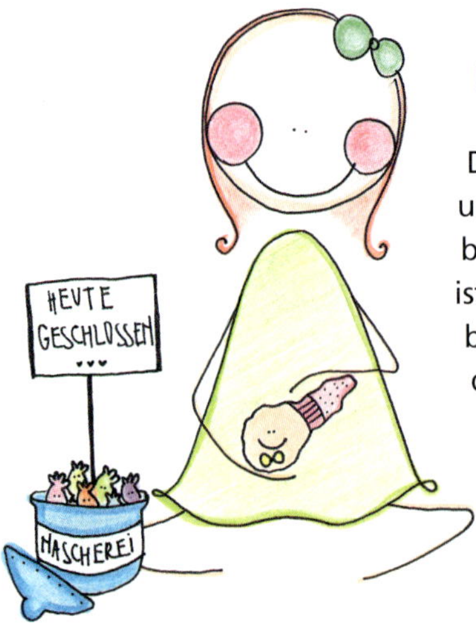

Bauchspeicheldrüse

Die Bauchspeicheldrüse (Pankreas) ist ein kleines und versteckt liegendes Organ im hinteren Oberbauch mit bescheidenen 100 Gramm Gewicht. Es ist mit seinen Enzymen, die in den Darm abgegeben werden, nicht nur sehr wichtig für die Verdauung, sondern es hilft auch wesentlich bei der Regulation des Blutzuckerspiegels.

Die Bauchspeicheldrüse produziert einerseits das Insulin, andererseits Säfte zur Fett-Eiweiß-Verdauung.

Die Pausen zwischen den Mahlzeiten sind wichtig für die Bauchspeicheldrüse, damit sie sich erholen kann. Viele kleine Mahlzeiten und die Naschereien zwischendurch halten die Bauchspeicheldrüse im Dauerlauf und erhöhen die Gefahr von Diabetes.
Wenn man sich dieses kleine und bescheidene Organ vorstellt und an die lebenslange Leistung denkt, fällt es vielleicht leichter, auf so manche Nascherei zwischendurch zu verzichten.

Leber

Die Leber ist eine faszinierende Kleinfabrik mit vielfältigen Aufgaben wie die Bildung von Schutzstoffen für die Gelenke und die Bereitstellung von Cholesterin als Baustein für Stresshormone. Sie ist die „Zollstation und Wechselbank" unseres Körperhaushalts. Alle Nahrungsstoffe, die vom Darm aufgenommen werden, gelangen über die Pfortader zurück zur Leber, um von ihr noch einmal „kontrolliert" zu werden.

Die Leber steht bei Hildegard in Zusammenhang mit dem Zorn und so sollten wir unseren Zorn zügeln, damit wir die Leber schonen. Dies ist u. a. möglich mit dem Chrysopras und dem Chalzedon.

Mit der Produktion der Gallenflüssigkeit (siehe Galle) wirkt sie zudem maßgeblich an der Verdauung der Nahrung mit. Hierdurch wird sie auch zu einer Drüse (wie die Bauchspeicheldrüse), und zwar zur größten Drüse des Körpers mit etwa zwei Kilogramm Gewicht.
Die Leber ist somit gleichzeitig Organ und Drüse und das einzige Organ, von dem man mehr als die Hälfte entfernen kann, weil sie wieder nachwächst. Sie hat eine erstaunliche Regenerationskraft und verrichtet ihre Arbeit bescheiden, aber emsig 24 Stunden täglich im Stillen.
Zudem arbeitet die Leber mit der **Milz** zusammen und baut gealterte rote Blutkörperchen ab. Sie ist das zentrale Entgiftungsorgan des Körpers, scheidet Medikamente aus und baut Alkohol und andere Giftstoffe

Der Leberwickel ist ein kleiner Dank an dieses Organ – und dies nicht nur zur Fastenzeit.

ab. Die Leber ist sehr geduldig mit uns – nur wenn wir sie weit über Gebühr und über Jahre beanspruchen (Alkohol, viel Fettes, Zorn, Trauer), reagiert sie beleidigt.
Während des Fastens kommt es in der Leber zum **Glycogenverbrauch**, bevor es zu einem Fettabbau durch die Leber kommt. Die Leber bildet die Gallenflüssigkeit und speichert sie in der Gallenblase. Bei fetten Speisen wird vermehrt Gallenflüssigkeit in den Verdauungstrakt abgegeben, die der Fettverdauung dient, und die Leber hat dadurch mehr zu tun.

Galle

Die Gallenflüssigkeit wird in der Leber gebildet und in der Gallenblase eingedickt und zwischengespeichert. Die Gallenflüssigkeit wird bei Bedarf ausgeschüttet, um Nahrung besser zu verdauen.
Die gelblich-grünlichen Farbstoffe sind „Abfallprodukte" aus abgestorbenen roten Blutkörperchen und werden über den Darm entsorgt. Die alkalische Flüssigkeit neutralisiert den sauren Magensaft. Die **Gallensalze** sind eine entscheidende Hilfe bei der Fettverdauung und wir entlasten Galle und Leber, wenn wir uns fettarm ernähren.
Die Galle zieht sich während des Fastens oft zusammen und stößt dabei Schleim, Grieß und Steine ab. Dies ist ein erwünschter Reinigungsprozess.

Niere und Blase

Die Nieren werden durch vermehrtes Trinken angeregt und unterstützen damit die Entgiftung des gesamten Organismus, wobei die Blase als „Speicher" dient.

Der oft gelobte Brennnessel-Tee schwemmt gründlich aus. Dabei gehen aber auch wertvolle Mineralstoffe verloren und deshalb sollte er maximal 1 Tag lang getrunken werden.
Die Nieren scheiden Stoffwechselprodukte – vor allem Eiweiß – aus und regulieren die Aufnahme von Mineralstoffen. Zudem finden in den Nieren und Nebennieren wichtige hormonelle Prozesse statt.

Herz

Das Fasten bewirkt einen langsameren Herzschlag, wodurch es zu einer besseren Durchblutung des Herzmuskels kommt. Dadurch wiederum stabilisiert sich der Blutdruck – d. h. ein hoher Blutdruck sinkt, ein niedrigerer Blutdruck bleibt oder erhöht sich leicht. Die Muskelleistung und die Arbeitskraft nehmen zu, die allgemeine Durchblutung wird dadurch ebenfalls verbessert.

Galgant darf man auch dann verwenden, wenn man blutdrucksenkende Mittel einnimmt.

Haut

Das Hautbild verändert sich beim Fasten, und das ist ein sichtbares Zeichen, dass wir entgiften und Säuren über die Haut ausscheiden. Besonders am Anfang kann es zu Hautirritationen kommen, die sich aber gegen Ende der Fastenzeit beruhigen. Eine bessere Durchblutung und Entwässerung führen zu „einem Strahlen von innen" und lassen die Haut schöner erscheinen.
Die Haut ist nicht nur ein Kontaktorgan und Sitz unseres Tastsinns, sie reguliert auch Wärme und Kälte und hilft, den Körper durch Schweißabsonderungen zu entgiften. Durch den leicht sauren pH-Wert der Haut ist der Körper vor dem Eindringen von Bakterien und

Beim Fasten wird die Collagen-Produktion angeregt, wodurch unsere Haut straffer und jünger wirkt – und es auch tatsächlich ist.

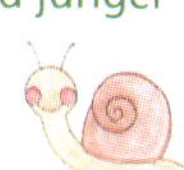

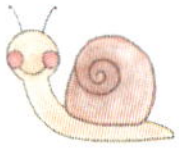

Viren geschützt. Bei einem gestörten pH-Wert sind wir anfälliger. Der Körpergeruch verändert sich im Lauf der Fastenzeit. Ist er zu Beginn etwas „streng“, verwandelt er sich später in einen angenehmen „Duft“.

Knochen

Die Knochensubstanz wird während des Fastens geschont, da weniger Calcium ausgeschieden wird. Dies beugt Osteoporose vor.

Schlaf

Träume „putzen“ unsere Seele. Deshalb ist es sinnvoll, ein Fastentagebuch zu führen und die Träume festzuhalten.

Durch den geringeren Energieverbrauch bei der Verdauung bleiben dem Körper genügend Energiereserven für andere Tätigkeiten. Deshalb braucht der Körper auch nicht so viel Schlaf wie üblich und die Schlafzeiten werden kürzer. Zudem scheint der Schlaf oberflächlicher – wir sind aber nur „wacher, während wir schlafen“. Beim Fasten träumen wir auch vermehrt bzw. erinnern wir uns besser daran.

Wahrnehmung

Durch die „Sicht nach innen“ gelangen wir zu Erkenntnissen, Erfahrungen und einer klaren Sichtweise.

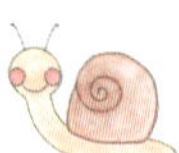

Durch die freiwillige Reduktion werden unsere Sinne geschärft. Gleichzeitig steigt unsere Intuition, da wir weniger Ablenkung haben und mehr Wert auf die **Sicht „nach innen“** legen. Dieser geistige Prozess lässt unsere Konzentration sowohl steigen, als auch fallen. Unsere Phantasie wird angeregt und unsere Aufnahmefähigkeit für „wichtige Seiten des Lebens“ steigt, wenngleich manchmal die Konzentration „für konkrete Aufgaben“ sinkt.

Der Säure-Basen-Haushalt

Wenn unser Säure-Basen-Haushalt im Gleichgewicht ist, fühlen wir uns körperlich wohl und kraftvoll, geistig frisch und rege und seelisch ausgeglichen. Stress, Sorgen, Zorn und zu viel Alkohol, Fleisch, Fisch, Käse und Süßigkeiten führen jedoch zu einer Übersäuerung des Körpers und diese führt wiederum zu Müdigkeit, Gereiztheit und in weiterer Folge zu Krankheit.

Die Säure ist in der Flüssigkeit zwischen dem Gewebe gespeichert oder lagert sich an den Sehnen und Gelenken ab. Das „Katergefühl" – sowohl im Kopf als auch in den Muskeln – ist ein Zeichen von zu viel Säure, das im Zellzwischengewebe eingelagert wird.

Dass man im sauren Bereich ist, erkennt man an Hautrötungen (auch in den Augen), an intensivem Körpergeruch und wenn der Urin stark riecht. Rückenschmerzen und eine verspannte Nacken- oder Schultermuskulatur weisen ebenso auf eine Übersäuerung hin wie eine langfristige Gereiztheit oder Müdigkeit.

Im Zusammenhang mit dem Säure-Basen-Haushalt fällt oft der Begriff „**Schlacken**", der lange Zeit wissenschaftlich umstritten war, von aktuellen Studien jedoch bestätigt wird. Schlacken sind in unserem Körper vorhanden und werden beim Fasten ausgeschieden. Ausgeschieden werden sie auch beim Schröpfen und beim Aderlass – bei beiden Methoden werden sie auch sichtbar. Es sind schädliche, krankhafte oder überflüssige „**Stoffwechselprodukte**", die unsere Energie herabsetzen und unser Wohlbefinden mindern.

Falsche Ernährung und moderne Lebensgewohnheiten strapazieren unseren Stoffwechsel und kosten Energie. Auch durch ständiges Essen und viele Zwischenmahlzeiten (Hildegard spricht vom „Durcheinanderessen") verschlacken wir.

Unser Stoffwechsel ist beim ständigen Essen so gefordert wie ein Auto, das immer wieder Kurzstrecken fährt und dessen Motor auf diese Art „verschlackt".

Unsere Körperzellen reinigen sich selbst und bilden dabei ebenfalls diese „Stoffwechselabfälle" – und dies Tag für Tag. Beim und durchs Fasten werden Schlacken, die sich im Körper festgesetzt haben, gelöst und ausgeschieden. Deshalb kann es zu Beginn der Fastenzeit zu Beschwerden und Schmerzen kommen, was sich aber nach wenigen Tagen bessert. Es kann aber auch sein, dass keinerlei Beschwerden auftreten.
Wenn wir diese Schlacken nicht regelmäßig durch Fasten ausscheiden, „liegen sie auf Lager" und es kann im Lauf der Jahre zu entzündlichen Erkrankungen, Rheuma und Gicht kommen.

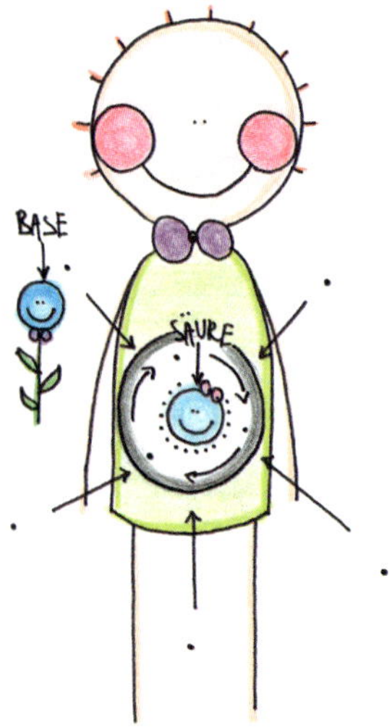

Getreide wird erst durch gutes Kauen basisch. Kauen Sie deshalb beim Brotfasten jeden Bissen mindestens 30 Mal und betrachten Sie dies als „Übung" für langsames und genüssliches Essen.

Was sind Säuren, was sind Basen?

Laut Definition ist **Säure** eine Substanz, die ein Wasserstoff-Jon oder auch ein -Proton abgeben kann. Eine Substanz hingegen, die ein Proton aufgenommen hat und ohne dieses zurückbleibt, wird zur Base. **Basen** definieren sich also dadurch, dass sie Jonen bzw. Protonen aufnehmen. Säuren werden ständig im Körper produziert, Basen ebenfalls, aber in geringerem Maß, deshalb müssen sie zusätzlich von außen zugeführt werden, um die Säuren zu neutralisieren. Dies geschieht v. a. durch gekochtes Gemüse, Gemüsebrühe, Kräuter und gutes Kauen von Getreideprodukten.
Säuren sind lebenswichtig – aber wir brauchen sie nicht überall in unserem Körper. Der leicht saure pH-Wert unserer Haut ist erwünscht, weil er uns vor Krankheitserregern schützt, und die Säure im Magen ist wichtig, weil dadurch schädliche Mikroorganismen abgetötet werden, aber auch Mikronährstoffe und Spurenelemente wie Zink, Kupfer oder Mangan für den Körper verfügbar gemacht werden.

Die so genannten „**Puffersubstanzen**" sind Stoffe, die überschüssige Säure aufnehmen bzw. abgeben können. Diese Puffer sind z. B. als Bikarbonat in Blut und Zellen. **Basisches Blut** (pH 7,35 – 7,45) ist unsere Lebensgrundlage. Deshalb neutralisiert unser Organismus Säuren und Gifte, die er nicht über Nieren, Darm, Lunge, Haut und Schleimhaut ausscheiden kann, mit **Mineralstoffen** zu so genannten **neutralen Salzen.** Da er diese auch nur begrenzt ausscheiden kann, lagert er überschüssige Neutralsalze, gebunden an Fett und Wasser, als „Schlacken" ab. Diese lagern im Bindegewebe, in den Muskelfasern, an Sehnen und Gelenken und werden beim Fasten ausgeschieden. Deshalb kann es bei diesem Ausscheidungsprozess vorübergehend zu Schmerzen kommen.

Woher kommen die Säuren?

- Schwefelsäure aus tierischem Eiweiß wie Fleisch, Wurstwaren, Quark, Käse, Eier
- Harnsäure aus fettem Fleisch, Rindsuppe, fettem Fisch, Innereien, Pilzen
- Ameisensäure aus Süßstoff
- Essigsäure aus Weißmehl, Zucker, Süßwaren
- Kohlensäure aus flacher Atmung, Bewegungsmangel, aber auch aus körperlicher Überanstrengung

Sodbrennen ist nicht zwingend ein Zeichen von Übersäuerung, vielmehr steigt beim Sodbrennen saurer Mageninhalt in den unteren Teil der Speiseröhre. Wer häufig unter Sodbrennen leidet, sollte dies beim Arzt abklären lassen. Sehr häufig steckt ein Zwerchfellbruch dahinter.

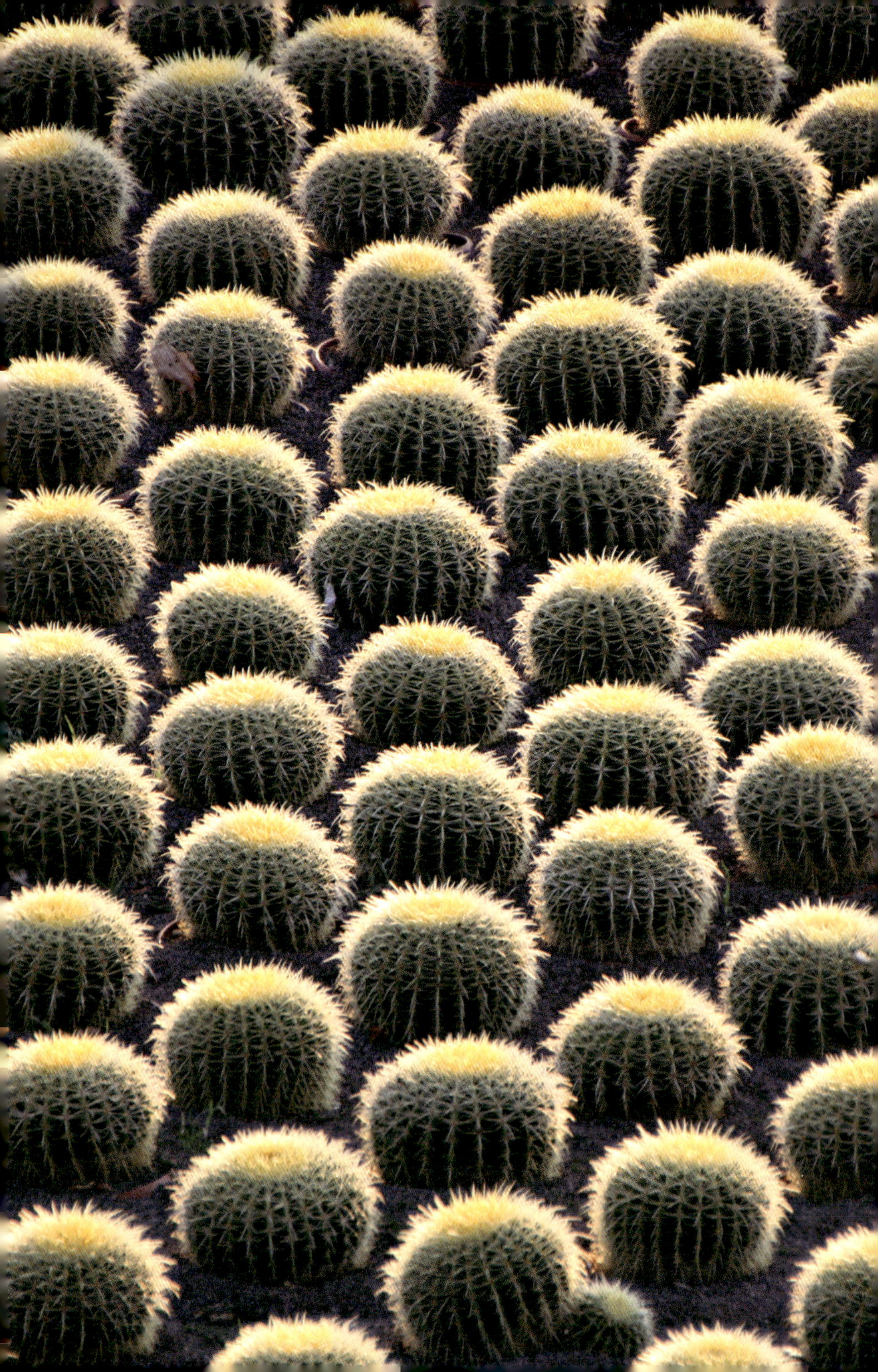

Woher kommen die Gifte?

- Nikotin, Alkohol
- Zusatzstoffe wie künstliche Aromen, Geschmacksverstärker, Konservierungsmittel
- Medikamente, Amalgam, Narkosen
- Umweltgifte wie Abgase, Herbizide, Pestizide, Insektizide
- Chemie im Essen, im Wohnbereich, am Arbeitsplatz

Woher kommen die Basen bzw. die Mineralstoffe?

Mineralstoffe zur Neutralisierung der Säuren sollten dem Organismus aus der täglichen, überwiegend pflanzlichen Ernährung ausreichend zur Verfügung stehen. Unsere heutige „moderne", säure- und giftüberschüssige Ernährungs- und Lebensweise enthält nur ein geringes Maß an energiereichen, organischen Mineralstoffen. Unser Körper ist deshalb zunehmend gezwungen, zur Neutralisierung von Säuren und Giften auf seine eigenen Mineralstoffdepots (Haut, Haare, Nägel, Zähne, Bindegewebe, Sehnen, Knorpel, Knochen) zurückzugreifen.

Um die Verdauungssäfte anzuregen, brauchen wir Bitterstoffe. Hildegard empfiehlt bei Magen- und Darmschwäche Weinraute, Beifuß und Wermut.

Die nicht ausgeschiedenen Neutralsalze werden abgelagert und führen zu einer Unzahl von Erkrankungen.
Mineralstoffe und Basen können wir zuführen durch:

- Gekochtes Gemüse
- Gemüsebrühe
- Frische Kräuter
- Gekochtes Getreide
- Gutes Kauen

Schlacken bilden sich durch Ernährungsgewohnheiten, Umwelteinflüsse, Elektrosmog, Medikamente, Konser-

Hastiges Essen, schlechtes Kauen und Ablenkung beim Essen durch Fernseher und Computer fördern die Schlackenbildung.

vierungsmittel, Farb- und Aromastoffe, Pestizide und Schwermetalle.
Es gibt **wasserlösliche Schlacken**, deren Ausscheidung über die Nieren erfolgt, und es gibt **fettlösliche Schlacken**, die über Leber, Galle und Darm ausgeschieden werden oder aber im Fettgewebe gespeichert werden.

Der Säureausgleich durch Organe

Die **Nieren** sind das zentrale Steuerorgan für die Säureausscheidung und deshalb ist es besonders während des Fastens wichtig, viel zu trinken. Beim Fasten kommt es zu einem Säureüberschuss und deshalb arbeiten die Nieren „Basen sparend" und halten die Bikarbonatausscheidung nieder, während sie die Säureausscheidung erhöhen.

Die **Lungen** atmen Kohlendioxid ab und dabei werden mit jedem Ausatmen Säuren, aber auch Bikarbonat aus dem Körper geschleust. Wir können den Lungen behilflich sein, wenn wir viel an die frische Luft gehen und gezielte Atemübungen machen.

Die **Haut** wird manchmal auch als zweite Niere bezeichnet, da über sie Schlacken, Gifte und Säure ausgeschieden werden. Die Hautoberfläche ist im Normalfall leicht sauer, durch Schwitzen, Basenbäder, Sauna etc. wird diese Säure aber abgespült und wieder erneuert – das ist der entsäuernde Effekt.
Vermehrte **Schweißabsonderung** und der säuerliche Geruch sowie **Rötungen** auf der Haut sind ebenfalls ein Zeichen, dass der Körper dabei ist, vom sauren in den wohltuenden basischen Bereich zu gelangen. Auch die Tränenflüssigkeit ist „sauer" und gerötete Augen sind ein Hinweis auf diesen Prozess.

Die **Leber** ist das zentrale Stoffwechselorgan und die Empfangszentrale aller Nahrungsbestandteile, die vom Darm zur Leber gelangen. Der gesamte Fettabbau läuft über dieses Organ und alle fettlöslichen Giftstoffe werden über die Galle wieder in den Darm abgegeben.

Der **Darm** entsorgt ebenfalls Säuren, dafür produzieren seine Darmdrüsen rund drei Liter Darmdrüsensaft. Da der Dünndarm laut „Organuhr der TCM" ab 16.00 Uhr nicht mehr so intensiv arbeitet wie zur Mittagszeit, sollte das Abendessen bescheidener ausfallen als das Mittagessen und Rohkost am Abend gemieden werden.
Eine „**Darmsanierung**" dauert relativ lange und deshalb ist es sinnvoll, Birnbrei drei Wochen lang einzunehmen, mindestens aber zehn Tage. Gerade nach der Anwendung von Antibiotika braucht es Monate, bis sich der Darm wieder erholt hat.

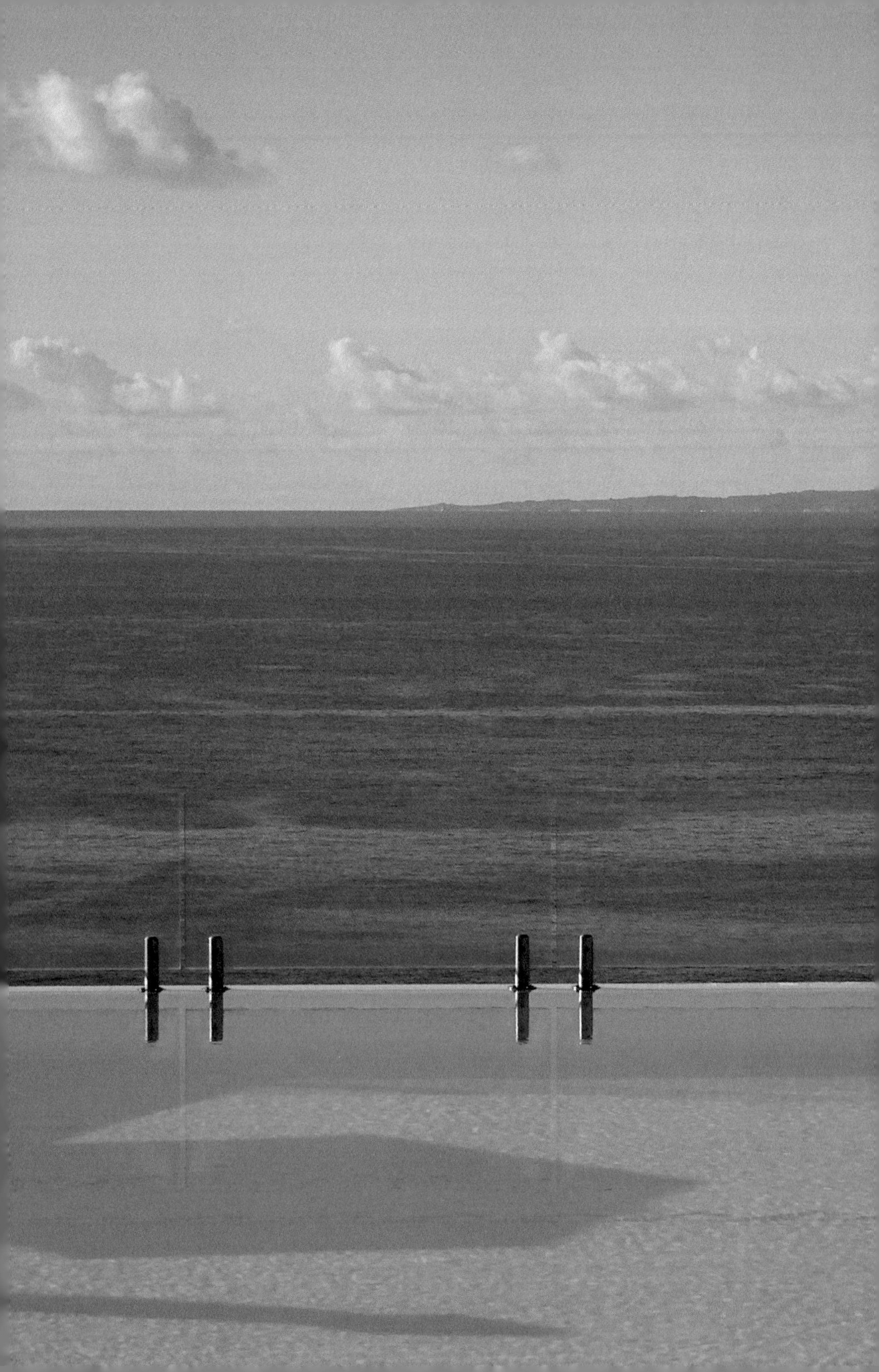

Die verschiedenen Arten des Hildegardfastens

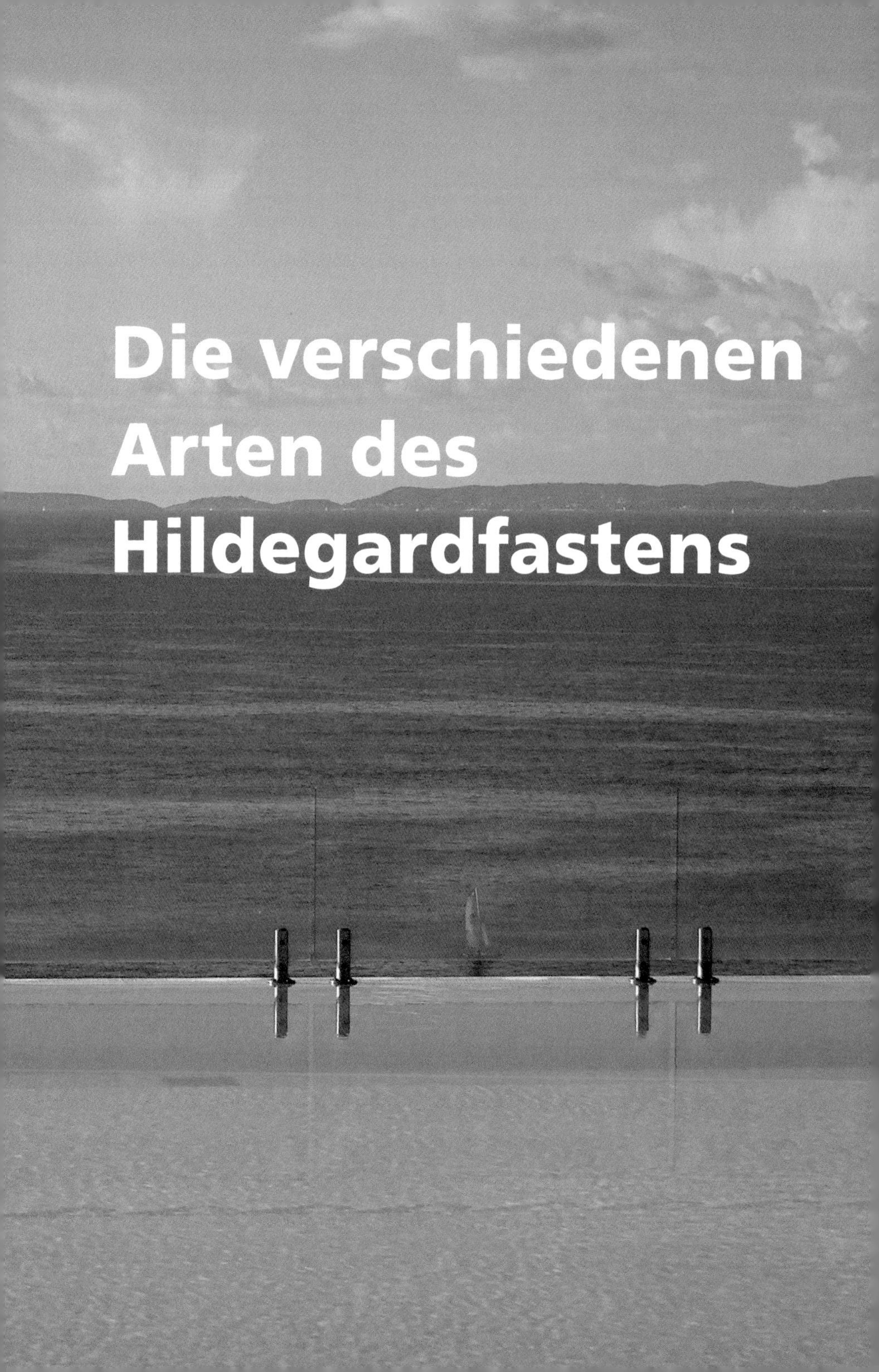

Einführung in das Fasten nach Hildegard

Wer eine Fastenzeit positiv beendet, hat bereits den Grundstock für die künftige Fastenwoche gelegt.

Die Wahl der richtigen Fastenart hängt von den bereits gemachten Erfahrungen und vom Naturell des Menschen ab. Wer sich schwer beherrschen kann, ist mit einer gemäßigten Fastenart gut beraten. Wer die Leichtigkeit des Brotfastens bereits erfahren hat, wird diese wahrscheinlich beibehalten. Wer bisher saftgefastet hat, könnte die anderen Fastenarten als zu leicht empfinden. Vielleicht findet er aber Gefallen an den inneren Prozessen, weil die körperliche Beherrschung nicht so viel Aufmerksamkeit fordert.

Wer das erste Mal fastet, fühlt sich vielleicht mit all den Begleitmaßnahmen sehr gefordert, und wer zum wiederholten Mal fastet, wird genau daran großen Gefallen finden.

Auch die **Fastendauer** ist je nach Charakter eine große Herausforderung und auch in dieser Beziehung ist es wichtig, sich nicht zu überfordern. Ganz entscheidend ist es, die Fastenzeit mit einem positiven Gefühl zu beschließen. Es ist sinnvoller, die Fastenzeit etwas früher, aber dafür positiv abzuschließen, als sich die restlichen Tage durchzuquälen und dadurch die Freude zu verlieren.

Setzen Sie sich einen erreichbaren Zeitrahmen und verlängern Sie tageweise, wenn Ihnen danach ist. Übertreiben Sie aber nicht, denn Fasten ist nach Hildegard *„die Ausnahme eines ansonsten freudvollen und gemäßigten Lebens"*.

Es kann aber auch spannend sein, etwas durchzuhalten, weil sich die Stimmung von einem Tag auf den anderen verändern kann.

Wichtig ist in jedem Fall, sich auf den **Prozess einzulassen** und zu **„beobachten"**.

Hildegards Stellung zum Fasten ist eindeutig:

„Wenn sich die Menschen in übertriebener Weise der Nahrung enthalten, so dass sie ihrem Körper nicht die

richtige und angemessene Nahrung zuführen, werden die einen instabil und leichtlebig in ihrer Lebensweise, andere durch viele große Beschwerden bedrückt. Dann ereignen sich manchmal Katastrophen in ihrem Körper, weil die Elemente, die in ihnen sind, durcheinandergeraten."

Wer regelmäßig Medikamente nimmt, darf diese nur absetzen oder die Dosis nur dann verändern, wenn er es mit dem behandelnden Arzt abgesprochen hat.

Ein weiteres Hildegardzitat können wir in unsere Fastenzeit – und in unser Leben – miteinbeziehen:
„Auch wer sich von den erlaubten Dingen zu sehr enthält, setzt sich der Gefahr aus, anderer Tugenden überdrüssig zu werden. Denn durch zu viel Enthaltsamkeit nimmt die Begehrlichkeit zu, anstatt dass sie weniger wird, denn dies ist weder Gott gemäß noch Gott zuliebe."
Diese Anregung von Hildegard zeigt ihre Liebe zu den Menschen und ihr Verständnis für ihre Bedürfnisse und Schwächen. Allzu große Strenge und Enthaltsamkeit sind lebensfeindlich und kehren sich ins Gegenteil. Dies gilt für ein gemäßigtes Leben genauso wie für ein gemäßigtes Fasten. Beim Fasten kommt es also auch nicht darauf an, mit so wenig wie möglich auszukommen, sondern mithilfe des Erlaubten einen Prozess zu erleben, der sich im Inneren abspielt und über den Körper ausdrückt.
Wer Fasten als Wettbewerb sieht, läuft Gefahr, nach einer „strengen" Fastenwoche wieder alles nachzuholen und in alte Muster zu verfallen.
Es geht niemals darum zu testen, wer es am längsten durchhält oder wer auf die schwierigste Art fastet, sondern zu beobachten, was sich auf körperlicher und seelischer Ebene zeigt.
Neben einem so genannten „Entlastungstag", den man während des Jahres jederzeit (am besten jede Woche) einbauen kann, gehört eine Fastenwoche ein- bis zweimal pro Jahr zum Leben.

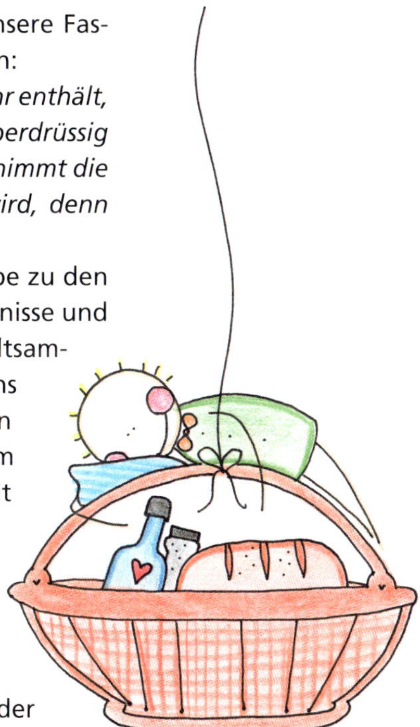

Fasten – ein „sanfter" Prozess

Fasten soll immer als sanfter Prozess verstanden werden – als ein Prozess, der auf körperlicher, geistiger und seelischer Ebene Wohlbefinden bewirkt. Wer angenehm gesättigt ist, kann seine sonstigen Bedürfnisse besser wahrnehmen und seinen „Empfindlichkeiten und Empfindsamkeiten" die gebührende Aufmerksamkeit schenken. Sanftes Fasten eignet sich für alle Menschen und in jedem Alter.

Wer darf und soll nicht „streng" fasten?

Hildegard weist darauf hin, dass das **Saft-Fasten** nicht für jeden Menschen geeignet ist. Das „strengere" Saft-Fasten ist eine Herausforderung für den Körper und vor allem auch für unsere seelischen Befindlichkeiten. Es eignet sich für Menschen, die bereits öfter gefastet haben und ihre Erfahrungen erweitern möchten. Von Vorteil ist es auch, bei dieser Art von Fasten Urlaub zu nehmen, um genügend Zeit und Aufmerksamkeit für die seelischen und körperlichen Zeichen zu haben.

Nach Hildegard ist diese Art zu fasten für **chronisch Kranke und Patienten** mit akuten Infektionskrankheiten NICHT geeignet. Interessant ist, dass Hildegard **hochmütigen Menschen** das strenge Fasten ebenfalls untersagt, da sie sonst noch hochmütiger werden.

Schwermütige, depressive Menschen warnt sie ebenfalls vor dem Saft-Fasten, denn es würde ihre Schwermut nur noch verstärken. Diese Menschen sollten vielmehr die wohltuende Hildegardküche mit ihren froh machenden Gewürzen ausprobieren und mithilfe der Hildegardelixiere wieder Freude am Leben finden.

Veilchen- und Aronstabelixier helfen bei Melancholie und Depression.

Das **Brot-** und das **Dinkel-Obst-Gemüse-Fasten** jedoch ist auch für all die erwähnten Personen gut geeignet und mit den Begleitmaßnahmen (siehe Seite 134) wird diese Art von Fasten zu einem Heilungsprozess – auf körperlicher und auf seelischer Ebene.

Die wichtigsten Grundregeln und Anregungen für die Fastenzeit

- möglichst alle Veranstaltungstermine aus dem Kalender streichen
- im Idealfall Urlaub nehmen
- nach Möglichkeit zumindest etwas später zur Arbeit gehen – und/oder früher von der Arbeit heimkehren
- daheim für Ruhe und Entspannung sorgen
- tun, was Freude macht, und lassen, was nicht sein muss
- die Familie nach Möglichkeit einbinden – zumindest für die Abendsuppe
- viel Bewegung in der Natur und Sauerstoff tanken
- nur zu den festgesetzten Zeiten essen
- aufmerksam und bewusst essen
- mit Freude und Dank, in Form eines „Ge-Dankens" bzw. Gebets, essen
- nichts zu heiß oder zu kalt essen und trinken
- jeden Bissen gut einspeicheln und mindestens 30 Mal kauen
- in angenehmer Gesellschaft essen
- ausreichend trinken
- die letzte Mahlzeit des Tages noch bei Helligkeit einnehmen, damit sie richtig verdaut werden kann

Diese Regeln gelten **für alle Fastenarten** und sollten natürlich nicht nur auf die Fastenzeit beschränkt bleiben, sondern danach auch in den Alltag übernommen werden. Weitere Anregungen finden Sie auf Seite 149.

Dinkel und sein Stellenwert

„Der Dinkel ist das beste Getreide. Er ist warm, fett und kräftig und er ist milder als andere Getreidearten. Er bereitet dem, der ihn isst, rechtes Fleisch und rechtes Blut, und er macht frohen Sinn und Freude im Gemüt des Menschen." (Hildegard von Bingen)

Der Dinkel ist *das* Urgetreide. Er war bereits 2500 v. Chr. in Europa heimisch und machte den Hauptteil des Getreideanbaus aus. In der Hildegardküche bildet er die Grundlage für alle Gerichte und gewährleistet eine ausgewogene Ernährung.

Leider gibt es mittlerweile mit Weizen gekreuzte Dinkelsorten, was nicht nur unehrlich ist, sondern vor allem für Allergiker problematisch werden kann.

Reine Dinkelsorten sind **Oberkulmer Rotkorn, Ebners Rotkorn, Tiroler Rotkorn, Bauländer Spelz, Schwabenkorn, Frankenkorn** und **Ostro.**

Das Korn ist eingebettet in einen Doppelspelz und ist daher von äußeren Umwelteinflüssen nicht so betroffen wie z. B. Weizen, Roggen oder andere Pflanzen. So konnte nach dem Reaktorunfall von Tschernobyl im Vergleich zu anderen Getreidesorten nur ein Bruchteil an radioaktiver Belastung gemessen werden.

Der Ertrag beim Dinkel ist insofern geringer, als am Halm nur zwei Reihen Körner (statt vier wie beim Weizen) wachsen und nach der Ernte viel Spelz anfällt. Das Schälen des Korns ist sehr arbeitsintensiv und man benötigt dafür spezielle Maschinen, was sich wiederum auf die Produktionskosten niederschlägt. Der Ertrag pro Hektar liegt beim Dinkel bei drei Tonnen – beim Weizen vergleichsweise bei zehn Tonnen. Ein höherer Dinkelpreis ist – im Verhältnis 3:1 – ist unter diesen Gesichtspunkten also gerechtfertigt.

Dinkel hat im Vergleich zu anderen Getreidesorten optimal ausgewogene Inhaltsstoffe. Er hat einen hohen Anteil an **Proteinen**, essentiellen **Fettsäuren** und wertvollen komplexen **Kohlehydraten**. Er enthält wichtige **Vitamine** (B1 und B2), **Mineralien** wie Kalium, Kalzium, Eisen, Magnesium und die Spurenelemente Zink, Kupfer und Eisen.
Die so genannten „unverdaulichen Pflanzenfaserstoffe" tragen dazu bei, dass der Blutzuckerspiegel länger hoch bleibt, was zu einem lang anhaltenden Sättigungsgefühl führt, und dieses wiederum trägt zu einer Gewichtsreduktion bei.
Thiozyanat, das ebenfalls im Dinkel enthalten ist, stärkt das Immunsystem und das pflanzliche **Tryptophan** führt zu einem „kleinen, täglichen Glücksgefühl", das Hildegard versprochen hat, indem sie von einem *„frohen Gemüt"* sprach.

Die unterschiedlichen Arten des Fastens

Für welche Art des Fastens Sie sich auch entscheiden, Dinkel bildet immer die Grundlage. Mögliche Arten des Hildegardfastens sind:

Dinkelbrot-Fasten
Dinkel-Obst-Gemüse-Fasten
Dinkel-Reduktionskost
Hildegard-Saft-Fasten
Reduktionstag
16-Stunden-Fasten

Wer zwischen den Mahlzeiten „richtigen" Hunger verspürt, kann einige Bissen Dinkelbrot langsam kauen. Meist reicht es, Tee oder Wasser zu trinken oder Galgant, Fenchel usw. zu kauen.

Dinkelbrot-Fasten

Fasten Sie am besten mit Dinkel-Weißbrot oder mit Dinkel-Mischbrot. Dinkel-Vollkornbrot liegt zu schwer in Magen und Darm.

Das klassische Dinkelbrot-Fasten ist die einfachste Art zu fasten, weil wenig Zeit für den Einkauf und die Zubereitung der Mahlzeiten verloren geht und viel Zeit für die Begleitmaßnahmen oder für die „Innenschau" übrig bleibt.

Das Dinkelbrot-Fasten kann so lange eingehalten werden, solange der Körper keine (echten) Hunger-Signale sendet und solange die Freude am Fasten spürbar ist. Es ist wichtig, auch auf den **richtigen Zeitpunkt zum Aufhören** zu achten, damit wir das Fasten mit einem positiven Gefühl beenden.

Achten Sie beim Kauf auf die Qualität des Dinkels und fragen Sie im Zweifelsfall nach. Jeder Konsument steuert mit seinem Kaufverhalten das Angebot.

Wie bei den anderen Fastenarten ist es wichtig, reines Dinkelbrot (keine Mischbrote aus Dinkel und Weizen oder Dinkel und Roggen) zu nehmen und darauf zu achten, dass es sich dabei um echte Dinkelsorten handelt, da die Urdinkelsorten alle notwendigen Vitamine, Mineralstoffe und Spurenelemente enthalten. Laut Hildegard und auch nach neuesten Untersuchungen hat das Dinkelfeinmehl alle Vitalstoffe, die der Körper braucht. Der Weizen hingegen besitzt diese Vitalstoffe aufgrund seines anderen Kornaufbaus nur in Form von Vollmehl.

Beim Brotfasten isst man grundsätzlich **zwei bis drei Tage altes Dinkelbrot** und trinkt **Fenchel- und Kräutertees**. Wer sich die Zeit nehmen kann, findet sicher Freude daran, sein Brot selbst zu backen, und bleibt vielleicht auch nach der Fastenzeit dabei. Essen Sie langsam und in kleinen Bissen und nur so viel, bis sich ein Sättigungsgefühl einstellt. Das Hungergefühl oder das „Brotbedürfnis" ist nicht jeden Tag gleich, die Brotmenge wird nicht gewogen und es werden keine Kalorien gezählt.

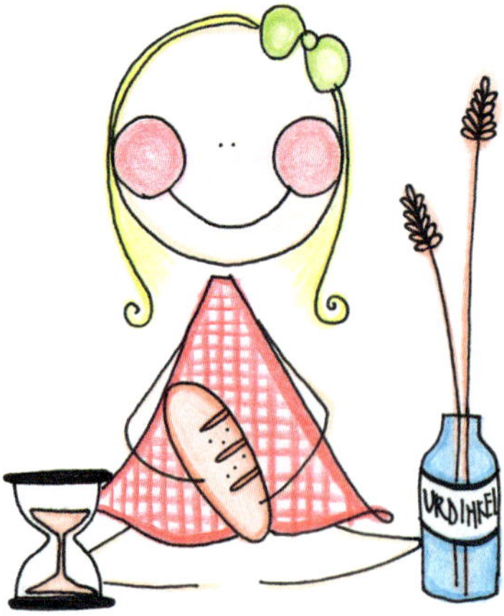

Man unterscheidet drei Arten des Dinkelbrot-Fastens:

a) Reines Dinkelbrot-Fasten

Bei dieser Art des Fastens fallen das Kochen und die Zubereitung von Suppe bzw. Salat weg. Es ist geschmacklich eintöniger als die „Varianten“, aber durchaus befriedigend.

Rezepte für selbst gebackenes Dinkelbrot finden Sie auf Seite 99.

Frühstück – Mittagessen – Abendessen
So viel Dinkelbrot essen, bis sich ein Sättigungsgefühl einstellt.
Fencheltee oder Kräutertee dazu trinken.

b) Dinkelbrot-Fasten mit Suppe

Diese Art des Fastens eignet sich vor allem für Menschen, die leicht frieren.

Bitte entscheiden Sie sich für Brot **oder** Suppe **oder** Salat und machen Sie aus diesen Lebensmitteln kein „Drei-Gang-Fasten-Menü“.

Frühstück
So viel Dinkelbrot essen, bis sich ein Sättigungsgefühl einstellt.
Fenchel- oder Kräutertee dazu trinken.

Mittagessen und Abendessen
Dinkelgrießsuppe (nicht zu dünn und nicht zu dick) langsam löffeln, bis sich ein Sättigungsgefühl einstellt.
Fenchel- oder Kräutertee dazu trinken.

c) Dinkelbrot-Fasten mit Dinkel-Kopfsalat

Nach meiner langjährigen Erfahrung mit Fastengruppen und in Anlehnung an die Typenlehre der Hildegard von Bingen, erzielen mollige und fettleibige Fastende, sowie Menschen, deren Verdauung träge ist, einen größeren Fastenerfolg, wenn das Mittagessen aus einer Portion Dinkel-Kopfsalat und die Abendmahlzeit aus einer (dünnen) Dinkelgrießsuppe besteht. Sowohl die Salatmarinade als auch die Suppe dürfen gut gewürzt und mit frischen Kräutern verfeinert werden.

Die Erfahrungen mit zahlreichen Fastenden haben gezeigt, dass bei manchen die Kilo erst nach der eigentlichen Fastenzeit purzeln. Achten Sie also weniger auf die Waage als vielmehr auf Ihr körperliches Befinden.

Frühstück
So viel Brot essen, bis sich ein Sättigungsgefühl einstellt. Dazu Fencheltee trinken.

Mittagessen
Dinkel-Kopfsalat langsam kauen, bis sich ein Sättigungsgefühl einstellt.
Dazu Fenchel- oder Kräutertee trinken.

Abendessen
Dinkelgrießsuppe (nicht zu dünn und nicht zu dick) langsam löffeln, bis sich ein Sättigungsgefühl einstellt. Dazu wieder Fenchel- oder Kräutertee trinken.

Achten Sie auf Ihr Bauchgefühl und darauf, ob Sie aus Gewohnheit essen oder ob Sie wirklich hungrig sind. Ihr Bauch sagt Ihnen auch, ob eine warme Suppe oder ein pikanter Salat besser für Sie ist. Entscheiden Sie je nach Tagesverfassung oder belassen Sie es – je nach Charakter – bei der einmal getroffenen Wahl, um nicht wankelmütig zu werden.

Dinkel-Obst-Gemüse-Fasten

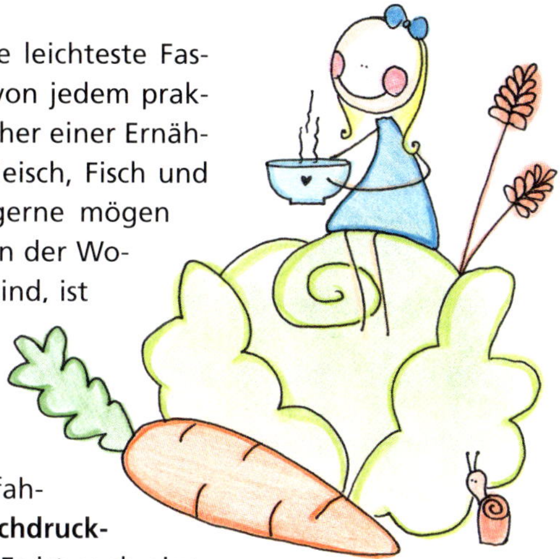

Das Dinkel-Obst-Gemüse-Fasten ist die leichteste Fastenart überhaupt und kann wirklich von jedem praktiziert werden. Das Fasten entspricht eher einer Ernährungsumstellung – mit Verzicht auf Fleisch, Fisch und tierische Fette. Für alle, die Fleisch gerne mögen und es gewohnt sind, dass mehrmals in der Woche tierische Produkte auf dem Tisch sind, ist diese Art des Fastens bereits eine große Herausforderung.

Das Dinkel-Obst-Gemüse-Fasten eignet sich **hervorragend für Familien** und Menschen, die wenig Fastenerfahrung haben, sowie für **Diabetiker, Hochdruckpatienten** und **korpulente Menschen.** Es ist auch eine ideale Fastenart für Menschen, die sich ungern einschränken (lassen) und das Gefühl von Mangel haben, sobald sie nicht essen dürfen, was sie möchten. Wer diese wohltuende Art des Fastens einmal ausprobiert hat, versucht wahrscheinlich früher oder später auch eine der anderen Fastenarten.

Wer das Dinkel-Obst-Gemüse-Fastens ausprobiert, wird „auf den Geschmack" kommen und im Laufe der Zeit Gemüse und Getreidegerichte schätzen. Diese Art der Ernährung führt zu Gewichtsreduktion und Leichtigkeit im Denken.

Hildegard sagt, dass wir zum Essen ausreichend trinken sollen, weil es besser für die Verdauung ist. Dies gilt auch beim Fasten.

Die **Begleitmaßnahmen** bei dieser Art zu fasten sind dieselben wie bei allen anderen Arten. Diese sorgen dafür, dass uns das Fasten bewusst wird und diese Zeit zu einer ganz besonderen wird. Wer die Begleitmaßnahmen nicht einhält, bringt sich selbst um eine schöne Erfahrung und erlebt „nur" eine Woche, in der er anders isst.

Mögliche Mahlzeiten

Alle Rezepte finden Sie ab Seite 85.

Beim Dinkel-Obst-Gemüse-Fasten ist die Auswahl an Gerichten recht groß. Wer sich freiwillig reduziert, tut sich selbst einen großen Gefallen. Achten Sie darauf, dass Sie sich bei der Wahl eines Gerichts auf eine Sorte Salat oder Gemüse beschränken. Genießen Sie die Einfachheit der Zubereitung und erleben Sie den puren Geschmack. Das Abendessen sollte nach Möglichkeit nur Suppe sein, damit Sie gut schlafen und sich Ihr Körper erholen kann.

Auch ein kurzer Mittagsschlaf und das liebevolle und bewusste Verrichten von notwendigen Arbeiten gehören zu einem ganzheitlichen Fasten.

Frühstück
Habermus oder 1–2 Scheiben Brot mit vegetarischem Aufstrich

Mittagessen
Gemüsegericht laut Rezepten im Buch
oder Suppe und/oder Salat

Abendessen
Grießsuppe oder Gemüsecremesuppe

Dinkel-Reduktionskost

Diese Form des Fastens ist eine Mischung aus dem Dinkel-Obst-Gemüse-Fasten und dem Brotfasten und ist eine sehr sanfte Methode, die ohne jegliches Gesundheitsrisiko über mehrere Monate hinweg angewendet werden kann. Sie erweist sich bei Übergewicht und **Fettsucht**, aber auch bei **Diabetes, Bluthochdruck** und **Stoffwechselerkrankungen** als besonders wirksame Maßnahme.

Auch die „gemäßigten" Fastenarten machen nur dann Sinn, wenn man auf Genussgifte wie Alkohol und Zigaretten verzichtet und die Begleitmaßnahmen einhält.

Bei der Dinkel-Reduktionskost isst man jeden zweiten Tag drei Mal täglich Dinkelbrot, bis sich ein Sättigungsgefühl einstellt. Das Mittagessen kann auch (wie beim klassischen Brotfasten) aus Kopfsalat mit Dinkelkörnern oder aus einer Grießsuppe bestehen und die Brotportion am Abend kann durch eine Grießsuppe ersetzt werden.

Es ist wichtig, jeden Bissen gut zu kauen, damit wir unsere Gewohnheiten wieder besser wahrnehmen.

Jeden anderen zweiten Tag ernährt man sich mit Dinkel, Obst und Gemüsegerichten. Gemüse wird in der Hildegardküche nie roh gegessen, sondern immer kurz gedünstet oder gebraten, weil es dadurch bekömmlicher ist. Frisches Obst ist zwar erlaubt, wird aber von vielen Menschen nicht gut vertragen und ist deshalb als Kompott bekömmlicher.

An allen Tagen trinkt man nur Wasser und Tee.

Diese Art des Fastens bringt einen schnelleren Gewichtsverlust als das Dinkel-Obst-Gemüse-Fasten und es lässt sich auch wunderbar als Verlängerungswoche nach dem Brotfasten einsetzen. Durch dieses **„Schaukeln" von Brottagen und Esstagen** wird der Stoffwechsel angeregt.

Brottage

Am Morgen, mittags und abends so viel **Dinkelbrot essen**, bis man sich satt fühlt. Dies ist – wie beim Brotfasten – die einfachste und schnellste Variante.
Es gibt aber auch die Möglichkeit, mittags die **Brotportion** durch eine Grießsuppe **oder** Dinkelkopfsalat zu **ersetzen** und abends eine **Grießsuppe statt Brot** zu sich zu nehmen.

Dinkeltage

Frühstück
Habermus oder
1–2 Scheiben Brot mit vegetarischem Aufstrich

Mittagessen
Gemüsegericht laut Rezepten
oder Suppe und/oder Salat

Abendessen
Grießsuppe **oder** Gemüsecremesuppe

Der Brot- bzw. Reduktionstag ist erfahrungsgemäß leicht zu überstehen, weil man sich schon auf den nächsten Tag freuen kann, an dem es geschmacklich großzügiger wird. Die Leichtigkeit, die am Brottag zu spüren ist, bestärkt Fastende in ihrer Entscheidung und setzt zudem Zeit frei für die Begleitmaßnahmen.
Da keine tierischen Eiweiße oder Fette angeboten werden, greift der Körper auf seine eigenen Eiweiß- und Fettspeicher zurück und baut diese nach und nach ab. So kommt es zur gewünschten körperlichen Reinigung und zu Gewichtsverlust, aber auch zu Leichtigkeit und Fröhlichkeit, weil der seelische Ballast auch in unserem Körper und unseren Zellen abgespeichert ist.

Hildegard-Saft-Fasten

Unterhalten Sie sich über das Fasten nur mit anderen Fastenden.

Hildegard beschrieb die verschiedenen Fastenarten nicht im Detail, sondern sprach von „strengem" und „gemäßigtem" Fasten. Darunter verstehen wir heute die oben erwähnten Fastenarten und das so genannte „strenge Hildegard-Saft-Fasten". Dieses besteht lediglich aus bestimmten Fastengetränken und Gemüsebrühe. Es fordert dem Fastenden daher mehr ab als die bereits angeführten Möglichkeiten. Aus diesem Grund sei hier nochmals darauf hingewiesen, dass Hildegard diese Art des Fastens nicht für jeden Menschen empfiehlt. Nervlich kranke und labile Menschen, Depressive und Schwermütige, Patienten mit akuten Infektionskrankheiten, Krebspatienten und Kranke mit geschwächtem Allgemeinzustand sollten *nicht* so fasten, da ihre Krankheit einen Verlauf nehmen könnte, der außer Kontrolle gerät. Zudem warnt Hildegard auch hochmütige Menschen vor diesem Fasten, da sie so noch hochmütiger werden. Das betrifft also jene, die den eigenen Fastenerfolg mit Arroganz zur Schau tragen und auf Menschen herabsehen, die es ihrer Meinung nach „nicht geschafft haben". Für die eben genannten Personen eignen sich aber alle gemäßigten Fastenformen.

Wer sich für das Hildegard-Saft-Fasten entscheidet, sollte es nach Möglichkeit in Gemeinschaft durchführen, vor allem dann, wenn er zum ersten Mal fastet. Zudem ist der Rat eines Fastenarztes oder eines Fastenbegleiters des Vertrauens von Vorteil.

Achten Sie darauf, dass alle Getränke weder zu heiß noch zu kalt sind. Gerade beim Fasten reagiert der Körper empfindlich und benötigt seine Energie zur Reini-

Beim Saft-Fasten eignen sich Tee oder Brühe besser als Fruchtsäfte, da diese empfindliche Menschen schnell übersäuern.

gung und Entschlackung. Kalte Getränke verbrauchen diese Energie, weil sie im Magen aufgewärmt werden müssen.

Frühstück
Fencheltee in kleinen Schlucken trinken.

Mittagessen
Klare Fastenbrühe oder
Brühe mit gekochtem, pürierten Gemüse

Abendessen
Fencheltee gemischt mit
Apfel-, Trauben- oder
Johannisbeersaft oder eine
Dinkelbrühe

Ein Reduktionstag pro Woche oder der „Dinkel-Wohlfühltag"

Ein bis zwei Fastentage pro Woche waren vor nicht allzu langer Zeit aus religiösen und aus wirtschaftlichen Gründen völlig normal. Diese Tradition könnten wir mit einem wöchentlichen Dinkel-Reduktionstag wiederbeleben und somit das angenehme und **leichte Gefühl**, das wir in der Fastenwoche kennen gelernt haben, länger beibehalten. Wir werden uns zudem der täglichen Fülle bewusst, freuen uns wieder mehr auf die Mahlzeiten und spüren mehr **Dankbarkeit** für das, was uns sonst selbstverständlich erscheint.
Der regelmäßige Reduktionstag entlastet unseren Körper und ist der „**Putztag**" für unsere Organe, die ja ständig mit unserer Nahrungszufuhr beschäftigt sind. Durch diesen Tag stärken wir unser Immunsystem, bleiben dadurch widerstandsfähiger und können das Gewicht, das wir beim Fasten erreicht haben, besser halten.
Die Erfahrung hat gezeigt, dass sich der Montag sehr gut für diesen Entlastungstag eignet, weil wir vom Wochenende meist noch sehr gut genährt sind und weil mit Wochenbeginn symbolisch wieder eine Chance besteht, Muster zu durchbrechen. Natürlich können Sie an einem beliebigen Tag der Woche fasten, wenn es sich mit Ihren Terminen und Verpflichtungen besser fügt.

Damit Sie Freude und Gefallen an diesem Entlastungstag haben und er dadurch wirklich zum „**Wohlfühl-Montag**" wird, sollten Sie sich an die Dinge aus der Fastenzeit erinnern, die Sie besonders gerne mochten, und sie in diesen Tag einbauen.

Erinnern Sie sich an die Rituale, die Ihnen besonders gefallen haben, und an Vorsätze, die Sie gefasst haben.

- Stehen Sie wieder früher auf und begrüßen Sie diesen Tag bewusst.
- Verzichten Sie an diesem Tag möglichst auf alle Medien.
- Machen Sie einen großen Spaziergang an der frischen Luft.
- Nehmen Sie ein Fußbad oder machen Sie sich einen Leberwickel.
- Trinken Sie an diesem Tag nur Tee und Wasser.
- Erlauben Sie sich dennoch den Herzwein und denken Sie an die verschiedenen Wurzeln.
- Frühstücken Sie nicht – oder erst im Laufe des Vormittags.
- Denken Sie an das stärkende und wärmende Habermus.
- Genießen Sie mittags und abends ein Dinkel-Gemüse-Gericht von Seite 85ff.
- Verzichten Sie auf Zwischenmahlzeiten.
- Gehen Sie früh ins Bett.

Das 16-Stunden-Fasten

Das so genannte 16-Stunden-Fasten ist zurzeit „in aller Munde“ und zeigt große **Erfolge** bei Übergewicht, Fettleibigkeit, Herz-Kreislauf-Erkrankungen, bei allen entzündlichen Erkrankungen und auch bei Krebs.
Wissenschaftliche Studien belegen eindeutig, dass durch den 16-stündigen Nahrungsverzicht die **Selbstreinigungs- und Selbstheilungskräfte des Körpers** angeregt werden und Krankheiten ausgeheilt oder zumindest der Gesundheitszustand stark gebessert werden. Zudem steigen die Vitalität und die geistige Frische.
Nach 15 Stunden beginnen die Körperzellen mit der **Selbstreinigung** und transportieren den so genannten „Zellschrott“ nach außen, wo er durch den Stoffwechsel ausgeschieden wird. Eine Stunde Zellreinigung reicht, wenn dies regelmäßig – am besten täglich – gemacht wird. Es ist natürlich möglich, länger als 16 Stunden nüchtern zu bleiben, aber es ist durchaus nicht notwendig und Trinken ist in dieser Zeit selbstverständlich erlaubt.
Es wurde zudem (im Tierversuch) festgestellt, dass die Kalorienmenge, welche in einem Zeitraum von acht Stunden aufgenommen wird, nicht zu einer Gewichtserhöhung führt, wenn anschließend 16 Stunden Nahrungsverzicht folgen. Im Gegensatz dazu hat dieselbe Kalorienmenge, die rund um die Uhr zur Verfügung stand und immer wieder zwischendurch verzehrt wurde, bei der anderen Versuchsgruppe zu starker Gewichtszunahme und zu Krankheiten geführt.

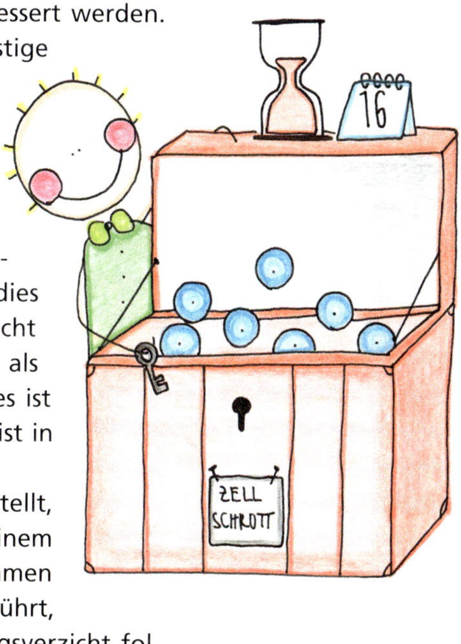

Diese Studien belegen wissenschaftlich, was Hildegard vor 900 Jahren beschrieb, als sie sagte: *„Der gesunde, erwachsene Mensch braucht kein Frühstück, weil er von der Nacht ausgeruht ist."* Es beweist auch, dass ständiges Essen und Naschen, was Hildegard „durcheinander essen" nannte, zu Verschlackung führt und diese wiederum zu Gewichtszunahme und unterschiedlichen Erkrankungen.
Diese Art zu fasten ist dem Reduktionsfasten sehr ähnlich und Sie werden spüren, wie frisch und vital Sie sich fühlen, wenn Sie nur zweimal am Tag essen. Im Idealfall entsprechen die beiden Mahlzeiten den Hildegardernährungsrichtlinien und beinhalten Dinkel und die typischen Gewürze.
Die 16 Stunden Nahrungsverzicht sind sehr leicht einzuhalten, denn die Nacht zählt zu diesen Stunden dazu. Wer also seine Abendmahlzeit um 19.00 Uhr beendet, kann am Tag darauf um 11.00 Uhr eine Kleinigkeit (Habermus oder ein Stück Dinkelbrot) essen, bevor er sein Mittagessen einnimmt, und hat somit die Fastenzeit von 16 Stunden eingehalten.
Versuchen Sie das 16-Stunden-Fasten am Anfang mit einem Tag pro Woche und nehmen Sie nach und nach einen weiteren Tag dazu. Spüren Sie genau nach und hören Sie auf Ihren Körper.

Fasten mit der Familie

Fasten ist eine intensive und wertvolle Erfahrung, und wenn diese Erfahrung von der ganzen Familie gemacht wird, ist es umso beglückender. **Gemeinsames Fasten verbindet** und man lernt sich auf eine neue Art kennen, indem man bestimmte Rituale gemeinsam pflegt, die einfachen Mahlzeiten teilt, die Ruhe und Stille genießt und mit dem Herzwein gemeinsam anstößt.

Bitten Sie Ihre Familienmitglieder mitzumachen und machen Sie einen Vorschlag, wie das gemeinsame Fasten aussehen könnte. Lassen Sie dann jedem die Wahl, auf was er verzichten kann, welche „Reduktion" er sich vorstellen kann und an welchen Begleitmaßnahmen er sich beteiligen möchte. Das gemeinsame Fasten erfordert eine ganz besondere Form von **Toleranz,** wenn sich z. B. nicht alle auf das Brotfasten einigen, sondern „Varianten" finden oder wenn der Fernseher läuft und das Handy klingelt. Versuchen Sie dennoch, jeden in seiner Persönlichkeit ernst zu nehmen und nach seinem persönlichen Maß fasten zu lassen. Dies betrifft die Fastenart und die Begleitmaßnahmen genauso wie die Fastendauer.

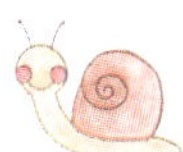

Finden Sie gemeinsam eine Belohnung, die Sie sich am Ende der Fastenzeit gönnen, z. B. ein gemeinsamer Kinobesuch, ein Ausflug oder eine kleine Anschaffung.

Bleiben Sie bei der von Ihnen getroffenen Entscheidung und halten Sie die Rituale ein, die für Sie passend sind. Achten Sie auf eine **liebevolle Atmosphäre** und heben Sie immer wieder die **positiven Aspekte** der gemeinsamen Fastenzeit hervor. Es kann bereichernd sein, am Abend einen Zeitpunkt für ein gemeinsames (Fasten-)Gespräch zu vereinbaren oder im selben Raum zu lesen. Genauso wichtig ist es, sich selbst Zeit und **Raum fürs Alleinsein** zu schaffen und diese auch den anderen zuzugestehen.

Die größte Herausforderung beim Fasten mit der Familie wird es sein, ganz bei sich zu sein und trotzdem den anderen mit Verständnis zu begegnen. Wenn dies nicht immer gelingt, ziehen **Sie sich am besten zurück oder gehen Sie an die frische Luft**.

Fasten mit Kindern

Kinder sind heute mit all den Konsumgütern und Wahlmöglichkeiten genauso überfordert wie Erwachsene. Auch sie haben meist die **Qual der Wahl** und kennen den Überdruss, der aus dem Überfluss kommt. Sie haben so viel Spielzeug, dass es oft kein Lieblingsspielzeug mehr gibt, und sie haben so viele Süßigkeiten, dass es ihnen den Appetit verdirbt.

Viele Kinder sind leider übergewichtig, weil Essen ständig und überall angeboten wird, weil sie zu wenig Bewegung haben und weil die Werbung Gesundheit suggeriert, obwohl es sich um gefährliche Kunstprodukte handelt.

Legen Sie die Süßigkeiten, welche die Kinder während der Fastenzeit *nicht* gegessen haben, in eine Schüssel. So machen Sie sichtbar, was im Laufe einer Woche normalerweise verzehrt wird, und schaffen Bewusstsein für das Konsumverhalten – das eigene und das der Kinder.

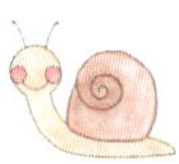

Das Übergewicht ist schon in diesen jungen Jahren ein gesundheitliches Problem und steigert sich bis zum Erwachsenenalter. **Eltern haben die Verantwortung** für das leibliche und seelische Wohl ihrer Kinder und so ist es richtig und wichtig, Kindern und Jugendlichen das Fasten „schmackhaft" zu machen.

Und diese Art der Reduktion ist für Kinder und Jugendliche durchaus zumutbar und eine wertvolle Erfahrung. Kinder würden oft gerne „einfach" essen, denn sie haben an sich ein gutes Gefühl dafür, was sie mögen, wie viel sie mögen und wann sie genug haben. Wenn wir mit ihnen gemeinsam ein paar Tage reduziert bzw. einfach essen und einen „Speiseplan" für die angedachten Tage zusammenstellen, sind sie in die Entscheidung eingebunden und fasten gerne mit.

Die Speisen sollten natürlich den Kriterien der Hildegardküche entsprechen und liebevoll gekocht und

hübsch arrangiert werden, damit die Freude am einfachen Essen sicht- und spürbar wird.
Bieten Sie Ihren Kindern auch die Begleitmaßnahmen an wie z. B. das Fußbad oder aufmerksames Musikhören.

Das Saft-Fasten und der Birnbrei sind für Kinder *nicht* geeignet. Alle anderen Fastenarten sind wertvolle Möglichkeiten, Bewusstsein zu stärken und bei Bedarf Kilos zu verlieren.

Kleinkinder
Auch Kleinkinder können „fasten", indem es eine Zeit lang einfache Mahlzeiten und keine Süßigkeiten und keine Säfte gibt. Natürlich sollen sie immer satt sein und verstehen können, warum der Speiseplan eingeschränkt ist. Die beste Erklärung bietet das eigene Vorbild, und wenn **Sie mit gutem Beispiel vorangehen** und dabei noch fröhlich und beschwingt sind, wird Fasten zu einer positiven Erfahrung.
Zu den drei einfachen Hauptmahlzeiten bekommen Kleinkinder eine Jause zwischendurch, dies allerdings nur in Form von Dinkelbrot und/oder einem Apfel.

Schulkinder sind meist offen für Neues und neugierig, wenn man ihnen erklärt, warum sie einige Tage fasten sollen und sie dazu „einlädt". Man kann ihnen erklären, dass es früher aus religiösen oder wirtschaftlichen Gründen üblich war, einen Tag pro Woche zu fasten und in der Fastenzeit überhaupt auf Süßigkeiten und Vergnügliches zu verzichten.
Animieren Sie die Kinder, etwas zu finden, worauf sie eine Zeit lang verzichten können, und halten Sie die Mittagsgerichte möglichst einfach. Dinkelbrot zum Frühstück und als Jause sowie eine Grießsuppe am Abend sind auch für Kinder als Erfahrung stärkend, wenn die Zeit absehbar ist.
Versuchen Sie zudem, einen Teil der Spielsachen für die geplante Dauer zu verstauen. Die liebsten Teile dürfen bleiben und mit dieser Reduktion im Außen wird es auch für Kinder sichtbar und „erfahrbar", wie viel

Ein Tischgebet macht Kindern das Fasten bewusst:

Wir haben genug zu
essen und werden
täglich satt. Hilf,
dass wir nicht vergessen,
wer nichts zu essen hat.

sie eigentlich besitzen und wie viel sie davon wirklich brauchen.
Mit dieser Erfahrung steigen die Dankbarkeit und die Wertschätzung für das Vorhandene und die Freude auf die „normale Zeit".

Jugendliche haben meist schon sehr viele Informationen zum Thema Essen und wissen viel über die ungerechte Verteilung der Konsumgüter auf der Welt. Ältere Kinder und Jugendliche kann man ebenfalls „einladen", sich selbst und das eigene Konsumverhalten zu beobachten und sich durch die gezielte Reduktion selbst besser kennen zu lernen. Man kann ihnen ins Bewusstsein bringen, dass wir in einem privilegierten und wohlhabenden Land leben und noch niemals Hunger hatten. Um zumindest eine leise Ahnung davon zu haben, wie es sich anfühlt, wenig oder nichts zu haben, können sie freiwillig ein paar Tage fasten. Der Hunger der Menschen am anderen Ende der Welt wird zwar durch unser Fasten nicht gestillt, aber wir schaffen zumindest über das Bewusstsein ein Kraftfeld, das verbindet und wirkt. Hildegard sagt, dass *„ein jedes Wesen mit einem anderen verbunden ist und ein jedes Wesen durch ein anderes gehalten wird"*.

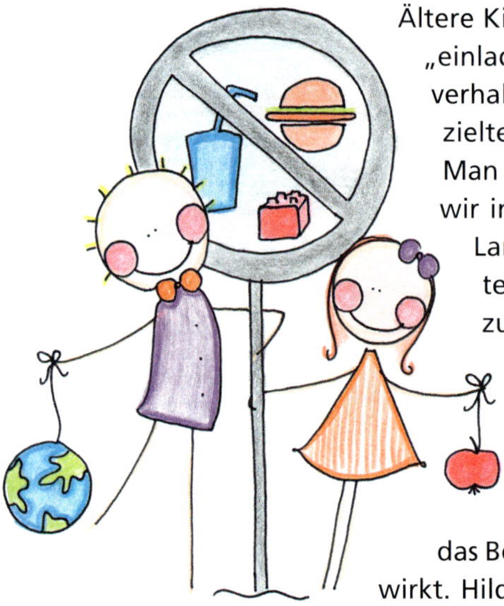

Sie beschreibt auch, wie sich unser Verhalten auf die Elemente auswirkt und wie die Kraft unserer Gedanken und Worte bis in den Kosmos reichen. Bei ihr bedingen sich der Mikro- und der Makrokosmos gegenseitig und das Verhalten jedes einzelnen Menschen hat Einfluss auf das große Ganze.

Wer in dieser Zeit auch aufs Handy oder das Fernsehen bzw. das Internet verzichtet, macht eine wertvolle und tiefe Erfahrung und lernt sich selber besser kennen.

Fastenmenü für Kinder

Frühstück: Habermus (siehe Seite 86) oder trockenes Brot, Kräuter- und Fencheltee
Jause: Apfel und/oder Dinkelbrot
Mittagessen: Dinkel in Form von Spätzle, Nudeln oder Grieß mit einer Gemüsebeilage und/oder Salat
Abendessen: Dinkelgrießsuppe oder Gemüsesuppe nach Wahl (am Abend *keinen* Salat!)

Die Rezepte von Seite 78ff. eignen sich für Fastentage mit Kindern.

Für den kleinen Hunger zwischendurch bzw. die „Lustmomente" dürfen Kinder und Jugendliche einen Apfel oder ein Stück Brot essen. Ein Krug Tee oder Steinwasser sollte ebenfalls immer bereitstehen, um über die schwierigen Momente der Suche hinwegzuhelfen.

Fastenmenü für Jugendliche

Jugendliche können durchaus entscheiden, ob sie das klassische Brotfasten oder eine andere Variante probieren möchten.

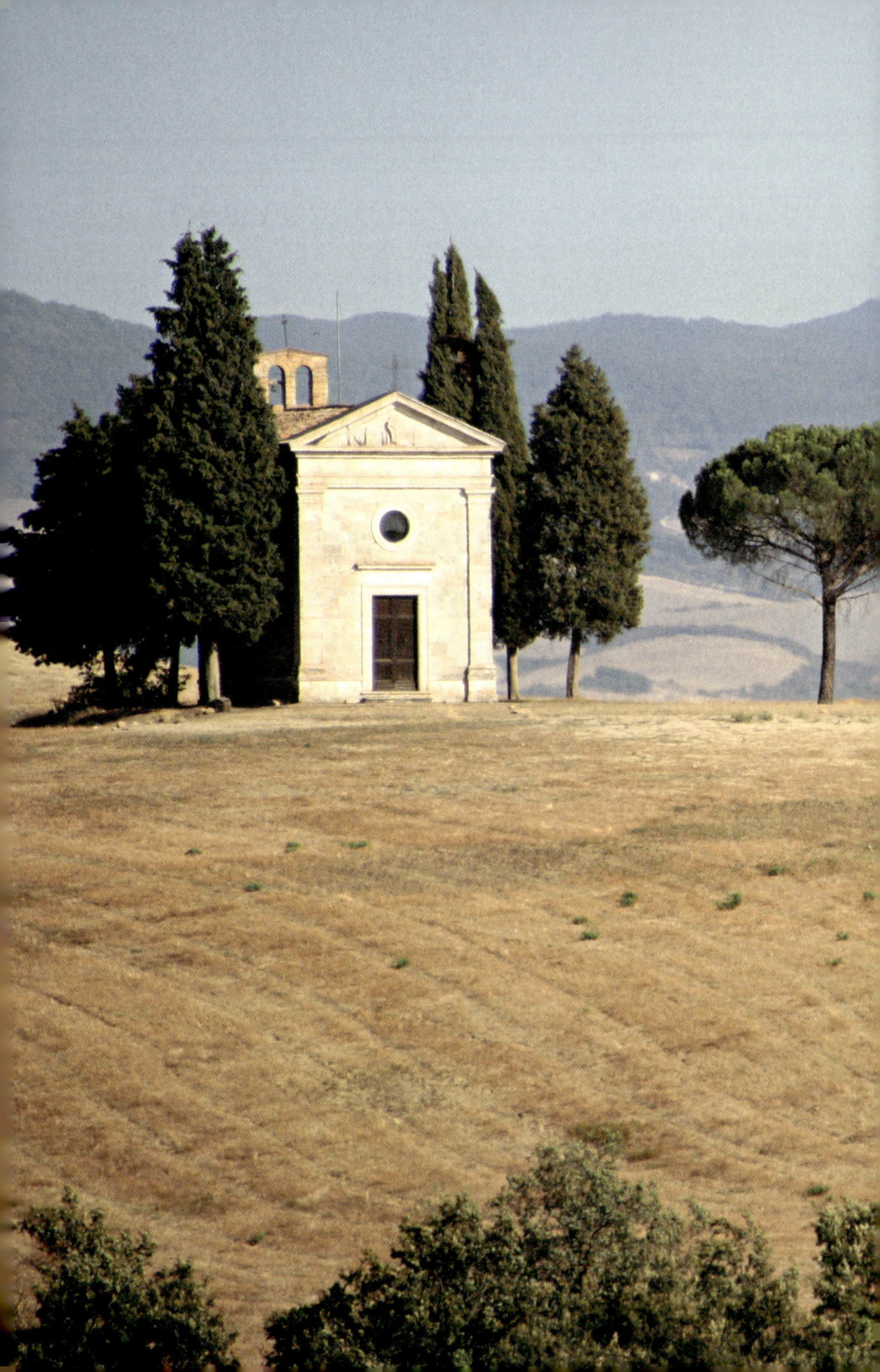

Rezepte

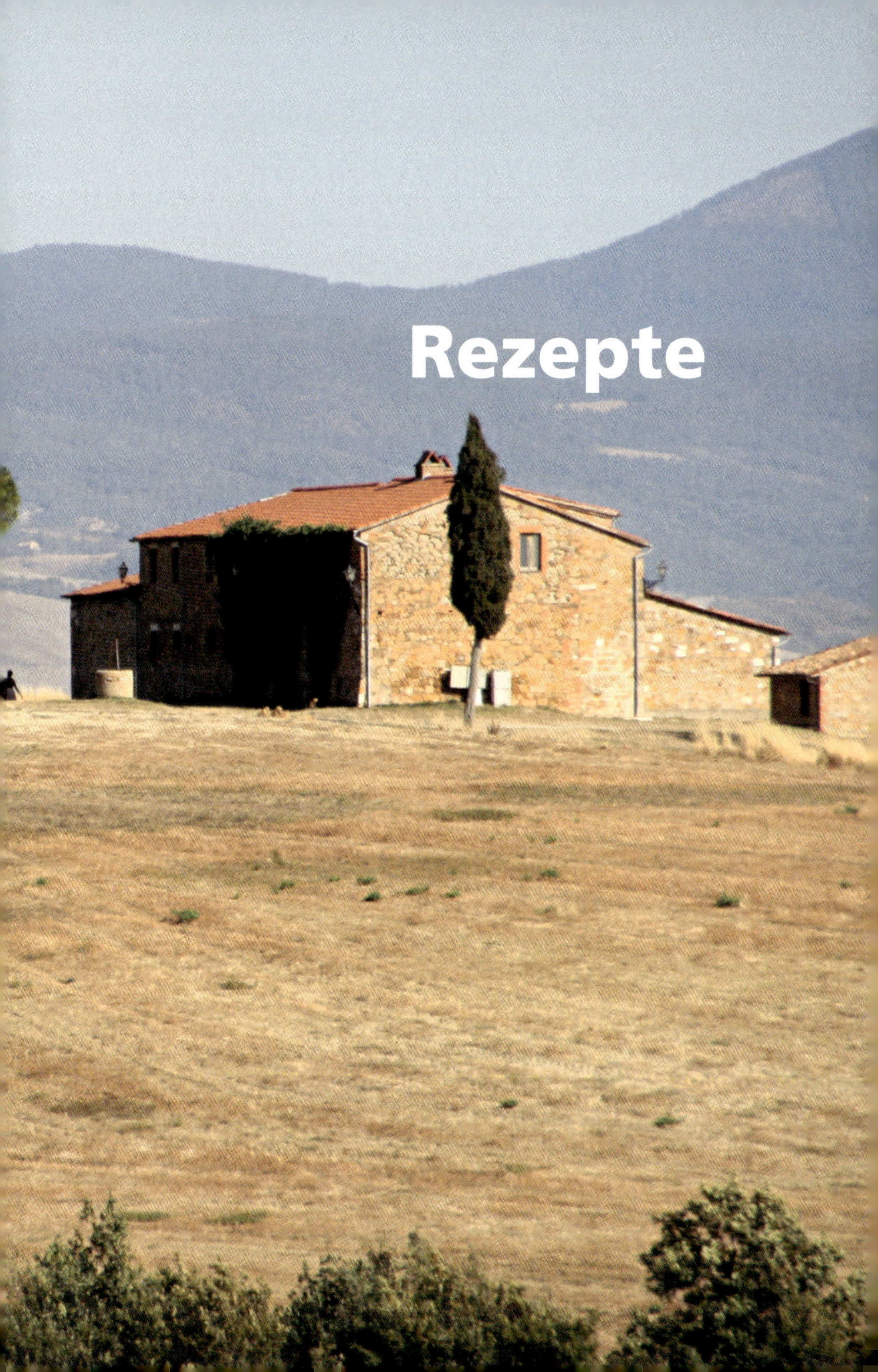

Rezepte für alle Fastenarten

„Auch wer sich von den erlaubten Dingen zu sehr enthält, setzt sich der Gefahr aus, anderer Tugenden überdrüssig zu werden. Denn durch zu viel Enthaltsamkeit nimmt die Begehrlichkeit zu, anstatt dass sie weniger wird, denn dies ist weder Gott gemäß noch Gott zuliebe." (Hildegard von Bingen)

Beim Hildegardfasten kommt es nicht darauf an, so wenig wie möglich zu essen und zu trinken, sondern den Fastenprozess so gut wie möglich zu unterstützen und zu begleiten. Nehmen Sie die angeführten Hilfsmittel mit Bedacht und mit Freude in Anspruch, damit es ein sanftes Fasten wird.

Birnbrei = Bärwurzbirnhonig

Birnbrei-Mischpulver ist in Apotheken und im Fachhandel erhältlich und besteht aus:
35 g Bärwurzpulver
28 g Galgantpulver
22 g Süßholzpulver
15 g Bohnenkrautpulver
Diese Menge reicht für die Herstellung von 3 (!) kg Birnbrei.

1 kg reife Birnen vierteln, Kerngehäuse entfernen und mit viel Wasser weich kochen. Wasser abgießen, Birnen pürieren.
35 g Gewürzmischpulver mit
150 g Bienenhonig aufwärmen und gut mischen, Birnenpüree beifügen und nochmals aufkochen lassen.

In kleine Gläser abfüllen und im Kühlschrank aufbewahren. Die Tagesportion immer am Abend in ein separates Gefäß geben, damit der Birnbrei die notwendige Raumtemperatur hat.
Den Birnbrei zehn Tage oder länger einnehmen. Er ist das **Entgiftungs- und Entschlackungsmittel** beim Hildegardfasten und reinigt den Darm auf sanfte Weise. Weiters hilft er bei Atembeschwerden, Asthma und Migräne, siehe Seite 219.

Anwendung als Kur nach dem Fasten:
Wer den Birnbrei nach dem Fasten weiter einnehmen möchte, kann dies noch einige Tage oder sogar Wochen lang tun und in dieser Folgezeit wieder ganz „normal" essen. Wie beim Fasten morgens nüchtern vor dem Zähneputzen und abends nach dem Zähneputzen 1 bis 2 Teelöffel Birnbrei einnehmen.

Die Einnahmemenge hängt von Ihrem Gefühl und Ihrem Geschmack ab. Anstatt Teelöffel können Sie auch Esslöffel nehmen. Spüren Sie in Ihren Körper – er wird es Ihnen signalisieren.

Petersilienhonigwein = Herzwein

1 Liter Rot-	oder
Weißwein	mit
8–10 Stängel Petersilie	und
2 EL Weinessig	zusammen aufkochen und 20 Min. (bei geschlossenem Deckel!) köcheln lassen. Wer den Geschmack mag, kann die Petersilie bis zu zwei Stunden im Wein ziehen lassen. Abseihen und ohne die Petersilie mit
3 EL Honig	nochmals bei kleiner Hitze 5 Min. köcheln lassen und in Flaschen abfüllen.

Der Petersilienhonigwein hilft bei **Herz- und Kreislaufproblemen**, bei Wetterfühligkeit und wirkt **stimmungsaufhellend** auf unser Gemüt. Er kann das ganze Jahr über getrunken werden und ist bei allen Fastenarten „Pflicht", damit der Kreislauf stabil und die Stimmung gut bleiben.

Maronihonig = Lebermittel

Die Leber arbeitet in der Zeit von 1.00 bis 3.00 Uhr nachts besonders intensiv. Wer in diesem Zeitraum oft aufwacht, nicht oder schlecht schläft, sollte am Abend 1 Kaffeelöffel Maronihonig einnehmen.

500 g Bienenhonig	erwärmen und mit
100–120 g Maronimehl	so lange gut verrühren, bis keine Mehlklümpchen mehr sichtbar sind.

Der Maronihonig stärkt die **Leber**, die gerade beim Fasten sehr gefordert ist. Auch bei **Traurigkeit** hilft dieses Heilmittel, da die Leber bei Kummer und Sorgen, aber auch bei Zorn immer mitbetroffen ist.

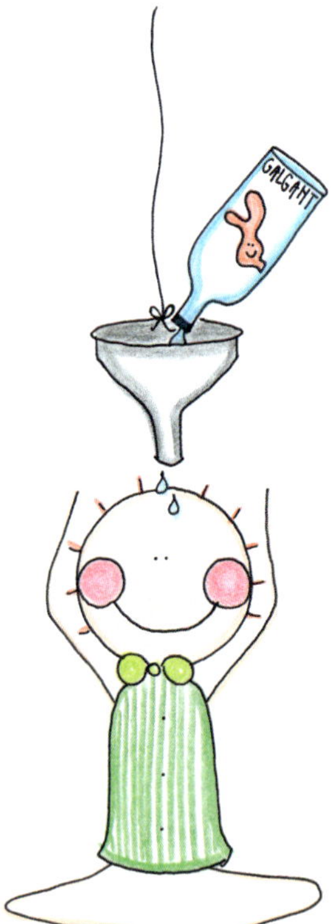

Galgantwein = Schmerzwein

½ Liter Rotwein	und
1–2 KL Galgantwurzeln	10 Min. köcheln, abfiltern und in Flaschen füllen.

Der Galgantwein hilft bei Schmerzen aller Art. Bei **Glieder- oder Kopfschmerzen**, die beim Fasten leider gerne auftreten, immer wieder einen warmen Schluck von diesem Schmerzwein nehmen. Im Mund „anwärmen" und dann erst schlucken.

Gelöschter Wein = Stimmungswein

100 ml Wein (Sorte unwesentlich) zum Kochen bringen. Sobald sich die ersten Bläschen am Boden bilden, mit 50 ml kaltem Wasser „ablöschen" und den Topf sofort vom Feuer nehmen. Schluckweise und warm trinken.

Der gelöschte Wein hilft bei **Blutdruckproblemen, Kopfbrummen, Schlafproblemen, Zorn und Verstimmungen.** Beim Fasten ist er ein einfaches und wirkungsvolles Hilfsmittel.

Rezepte fürs Brot- und Saftfasten

Bereiten Sie Brühe, Suppe, Dinkelkörner und Marinaden in größeren Mengen vor, damit Sie nicht jeden Tag allzu viel Zeit mit Kochen verbringen. Dadurch sind Sie weniger abgelenkt und die Zeit steht Ihnen für die Begleitmaßnahmen und den Fastenprozess zur Verfügung.

Dinkelkörner-Grundrezept

500 g Dinkelkörner	mit
1 Liter Wasser	kalt aufsetzen.
	Wenn das Wasser kocht,
Galgant und Bertram	dazugeben und ca. 40 Min. (bei geschlossenem Deckel) köcheln lassen.

Dann erst salzen und weitere 20 Min. ausquellen lassen – die Dinkelkörner müssen platzen, damit sie leichter verdaulich sind.

Am besten kochen Sie die Dinkelkörner für die ganze Woche unter einmal, das spart Zeit und Strom. Dinkelkörner halten problemlos 3 bis 5 Tage im Kühlschrank oder Sie lassen die Körner auskühlen, geben Tagesportionen in Säckchen und frieren diese – flach gedrückt – ein.

Fastenbrühe

Auch beim Saftfasten ist es erlaubt, das gekochte Gemüse mit der Suppe zu pürieren. Wer jedoch lieber leere Gemüsebrühe isst, friert das Gemüse ein und bereitet es nach der Fastenzeit zu.

500 g Gemüse	(Fenchel, Sellerie, Karotten, Rüben) in
1½ Liter Wasser	kalt aufsetzen. Mit
Galgant, Bertram, Quendel, Ysop, Muskat etc.	würzen und weich köcheln lassen. Zum Schluss
gehackte Petersilie	oder Kräuter nach Wahl und wenig
Salz	dazugeben.

Bereiten Sie eine größere Menge der Brühe zu und heben diese im Kühlschrank auf. So haben Sie weniger Arbeit und können die benötigte Tagesportion aufwärmen.

Dinkelbrühe

1 Tasse Dinkelkörner	in
1½ Liter Wasser	20 Min. (bei geschlossenem Deckel) köcheln lassen. Dann
500 g Gemüse	(Fenchel, Sellerie, Karotten, Rüben) dazugeben und mit
Galgant, Bertram, Quendel, Ysop und Muskat	würzen. Weitere 20 Min. weich kochen und abseihen. Zum Schluss
Salz und gehackte Kräuter	beifügen und die Brühe langsam trinken – besser löffeln.

Dinkelgrießsuppe

4 EL Dinkelgrieß	in einer Pfanne trocken anrösten, mit
1 Liter Wasser	aufgießen und gut rühren, damit sich keine Klümpchen bilden. Mit
Galgant, Bertram, Quendel	würzen und mindestens 20 Min.(!) köcheln lassen.
Salz	und
gehackte Kräuter	zum Schluss dazugeben.

Dinkel-Kopfsalat

Hildegardpionier Dr. Gottfried Hertzka empfahl, den Dinkel-Kopfsalat täglich als kleine Vorspeise zu nehmen, da er die Verdauung anregt und weil der Weinessig den Magen reinigt.
Beim Brotfasten ist dieser Salat eine wunderbare Abwechslung und sehr sättigend. Die Dinkelkörner halten den Blutzuckerspiegel über eine lange Zeit hoch und haben zudem viele Ballaststoffe.

Bitte *keine* Gemüsesorten als „Salat" verwenden. Damit beschwindeln" Sie sich selbst.

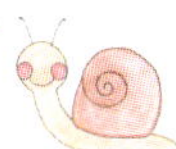

Nehmen Sie nach Möglichkeit Kopfsalat. Es eignen sich aber auch Vogerlsalat oder andere Blattsalate. Bereiten Sie sich ein schmackhaftes Dressing zu und verwenden Sie frische Kräuter. Mischen Sie den Blattsalat mit der Marinade und den gekochten Dinkelkörnern gut ab und lassen Sie ihn 5 bis 10 Minuten durchziehen; dadurch wird er leichter bekömmlich. Zweimal gut durchmischen und frische Kräuter darüberstreuen.

Marinaden

Marinaden dürfen schmackhaft sein und auch Salz ist erlaubt. Kräuter machen basisch und sind auch beim Fasten erwünscht. Finden Sie Ihr ideales Mischungsverhältnis von Öl und Essig, halten Sie sich aber doch beim Öl etwas zurück.
Sie können eine größere Menge der Marinade zubereiten und im Kühlschrank aufbewahren, wenn Sie keine Zwiebeln oder Kräuter dazugeben.

Sonnenblumenöl-Marinade

Sonnenblumenöl, Weinessig, Salz, Galgant und Bertram	gut vermischen bzw. verrühren und ziehen lassen.

Weinessig reinigt nach Hildegard den Magen und läutert die Speisen. Dabei ist es egal, ob Sie Rot- oder Weißweinessig verwenden. Auch Balsamico ist ein Weinessig.

Kürbisöl-Marinade

½ Zwiebel	fein hacken, ohne Öl kurz anrösten und mit
Kürbiskernöl, Weinessig, Salz, Galgant und Bertram	vermischen und ziehen lassen.

Maroni-Marinade

Sonnenblumenöl, Weinessig, Salz, Galgant, Bertram	und
1–2 KL Maronihonig	zu einer Marinade vermischen und eine Viertelstunde ziehen lassen.

Rezepte fürs Reduktionsfasten, das Dinkel-Obst-Gemüse-Fasten, den Reduktionstag, das 16-Stunden-Fasten und für die ersten Tage *nach* dem Fasten

Freuen Sie sich über die Rezepte und genießen Sie den Geschmack der Speisen. Denken Sie aber gleichzeitig daran, dass es sich um „Fastenspeisen" handelt und deshalb die Portionen nur so groß sein sollten, bis Sie ein Sättigungsgefühl verspüren. Kauen Sie langsam, jeden Bissen mindestens 30 Mal, und achten Sie auf die Signale Ihres Körpers.

Habermus

Das Wort stammt vom mittelhochdeutschen Wort „habere" und bedeutete ursprünglich Hafer. In der Hildegardküche verwenden wir den Begriff auch für den wärmenden und kräftigenden Dinkelbrei. Frischkorn-Müslis werden in der Hildegardküche nicht verwendet, denn Getreide muss immer – zumindest kurz – gekocht werden, und auch Obst zum Frühstück ist milder und bekömmlicher, wenn es kurz im warmen Brei mitgekocht wurde.

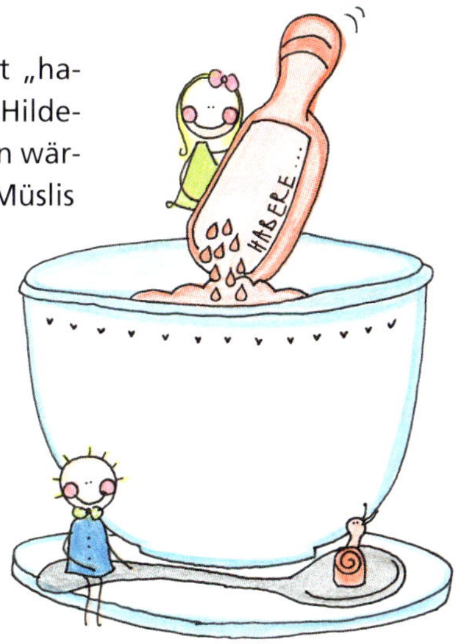

Hildegard schreibt, dass der gesunde, erwachsene Mensch kein Frühstück braucht, weil er von der Nacht ausgeruht ist. Die erste Mahlzeit sollte immer warm sein und aus Getreide bestehen. Nehmen Sie diese im Laufe des Vormittags zu sich, auch wenn es kurz vor dem Mittagessen ist. Damit Sie am Morgen die Zutaten schnell zur Hand haben, bereiten Sie am besten eine größere Menge Trockenmischung vor und würzen nach Ihren Geschmacksvorlieben. Sie können grobe oder feine Dinkelflocken verwenden, ein oder zwei Sorten von Trockenfrüchten dazugeben und mit gehackten Mandeln ergänzen. Sie können mit den Zutaten und Gewürzen variieren, anstatt Flocken auch Grütze oder Schrot verwenden oder einen Teil der Flocken durch Dinkelgrieß ergänzen. Dann verändert sich allerdings die Kochzeit. Eine einfache und „schnelle" Mischung wäre:

Habermus – Trockenmischung

500 g feine Dinkelflocken,
1 Tasse Rosinen,
1 Tasse gehackte Mandeln,
1 Tasse klein geschnittene, getrocknete Marillen,
1–2 EL Rohrohrzucker,
1 Prise Salz,
je 1 Prise Galgant, Bertram, Zimt

Finden Sie Ihre ganz persönliche Lieblingsmischung mit Ihren bevorzugten Gewürzen und Früchten. Datteln, Äpfel oder andere Trockenfrüchte eignen sich genauso wie etwas Maronimehl, das Sie zur Mischung dazugeben können.

Habermus-Frühstück

Spüren Sie selbst nach, wann Ihre ideale Frühstückszeit ist, und nehmen Sie das Habermus mit zur Arbeit.

Pro Person eine Tasse Wasser in einem Topf erhitzen und eine Tasse der Trockenmischung dazugeben und gut umrühren. Die Herdplatte ausschalten, den Deckel auf den Topf geben und ca. 3 Min. ziehen lassen.

Wenn Sie grobe Flocken verwenden, brauchen Sie etwas mehr Wasser und die Kochzeit kann sich verlängern.

Varianten:
1 Apfel zum Habermus dazu reiben – für den fruchtigeren Geschmack. Und/oder 1–2 Esslöffel Joghurt unter das Mus mischen – für den frischeren Geschmack. Das gute, alte Kompott passt wunderbar zum Habermus.

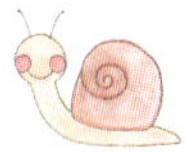

„Habermus to go"

Wenn Sie am Morgen nicht frühstücken möchten oder keine Zeit haben, nehmen Sie das gekochte Habermus als Jause mit an den Arbeitsplatz. Geben Sie vor dem Verzehr einen Schluck heißes Wasser oder Tee dazu und rühren Sie nochmals kräftig um. Auf diese Art haben Sie als erste Mahlzeit des Tages eine warme Getreidemahlzeit und dies entspricht den Kriterien einer gesunden Hildegardernährung.

Sie können das Habermus natürlich auch mit Haferflocken zubereiten – allerdings nicht unbedingt während der Fastenzeit. Hafer ist bei Hildegard ein wertvolles Getreide, das von seiner Subtilität her „hitzt".

Grießmus

1 Tasse Wasser	mit
1 Prise Salz	aufkochen und
2 EL Dinkelgrieß	dazugeben. Bei kleiner Hitze mindestens 10 Min. (besser 20 Min.) köcheln lassen. Zum Schluss
1 EL Rahm,	
einige Rosinen	und/oder
gewürfelte Äpfel	kurz mitköcheln lassen.
	Nach Belieben mit etwas
Rohrohrzucker	süßen und mit
Zimt	bestreuen.

Aufstriche

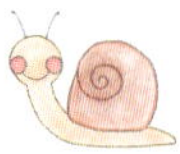

Wer bei der Jause auf Wurst und Käse verzichten möchte, findet oft keinen schmackhaften Ersatz und fällt gerne in die alten Muster zurück. Mit den nachfolgenden Rezepten machen Sie sich selbst und Ihrer Familie eine Freude.

Rote-Beete-Aufstrich

2 Tassen geriebene Mandeln,	
1 kleine Rote Beete,	weich gekocht und gewürfelt,
2 EL Rahm oder Joghurt,	
1 EL Meerrettich,	gerieben,
1 Spritzer Zitronensaft,	
Salz, Galgant und Bertram	in der Küchenmaschine ganz fein mixen.

Bunte Dips

Grundsauce

1 kg Naturjoghurt	mindestens ½ Stunde durch ein mit einem Küchentuch ausgelegtes Sieb rinnen lassen. Dieses kompakte Joghurt mit
Galgant, Bertram, Griechenklee	und
Salz	würzen und auf 2–3 Schüsseln aufteilen.

Kräuterdip

In die Grundsauce 2–3 Esslöffel gehackte Kräuter wie Petersilie, Schnittlauch, Basilikum, Schafgarbe, Gundelrebe, Liebstöckel oder Minze mischen und ½ Stunde ziehen lassen.

Minzedip

In die Grundsauce 1 Esslöffel feingehackte Minze (Poleiminze) untermischen und ziehen lassen.

Randigdip

Mit der Knoblauchpresse 1 Stück gekochten Randig in die Grundsauce drücken und frischen Kren dazu reiben. Alles gut vermengen und ziehen lassen.

Kichererbsen-Aufstrich

½ Tasse Kichererbsenmehl	in 2 Tassen Wasser 3–5 Min. köcheln lassen.
Je 2 Msp. Griechenkleepulver, Galgant, Bertram	und
Kreuzkümmel	einrühren und
Salz,	
1 Knoblauchzehe,	zerdrückt,
1 Spritzer Zitronensaft	und
2 EL Sonnenblumenöl	untermengen.

Das Kichererbsenmehl kann durch gekochte Kichererbsen ersetzt werden.
Wenn die Masse zu trocken ist, etwas Kochwasser oder Suppenbrühe dazugeben.

Dinkel-Aufstrich

1 große Zwiebel	fein hacken und in
1 EL Sonnenblumenöl	anrösten. Dann
100 g Dinkel-Vollmehl	dazugeben und so lange kräftig Farbe nehmen lassen, bis es nach Getreide duftet.
1 gehackte Knoblauchzehe	kurz mitrösten und anschließend mit
¼ Liter Wasser	aufgießen und die Pfanne von der Platte nehmen. Alles gut verrühren, damit sich die Flüssigkeit mit der Zwiebel-Mehl-Mischung verbindet. Mit
1 Kaffeelöffel Salz, je ½ Kaffeelöffel Griechenkleepulver, Galgant, Quendel, Ysop und Bertram	kräftig würzen und
1 kleine Prise Zimt	untermengen.

Der Dinkel-Aufstrich ist im Kühlschrank bis zu 2 Wochen haltbar.

Alles gut verrühren und die Pfanne wieder auf die Platte stellen. Die Masse bei kleiner Hitze nochmals etwa 3–5 Min. unter ständigem Rühren köcheln lassen, bis sie kompakt wird. Dann in die warme Masse

1 EL kalte Butter	untermengen. Zum Schluss noch
1 EL Weißweinessig	und
2–3 EL frische, geschnittene Kräuter	untermischen. Den Aufstrich auskühlen lassen.

Kürbissuppe

1 Zwiebel	fein hacken und mit
1 EL Sonnenblumenöl	goldgelb anrösten.
500 g gewürfelten Kürbis	kurz mitdünsten und mit
200 ml Wasser	ablöschen. Mit
Salz, Galgant, Bertram, Muskatnuss und Ysop	würzen.

Wenn der Kürbis weich ist, die Suppe mit dem Stabmixer pürieren und das Ganze mit Wasser aufgießen, bis die gewünschte Konsistenz erreicht ist.
Nach eigenem Belieben mit etwas Rahm verfeinern und/oder einige Tropfen Kürbiskernöl dazugeben.

Dies ist ein Grundrezept für alle gebundenen Gemüsesuppen. Wandeln Sie nach eigenen Geschmacksvorlieben ab, z. B. mit Karotten und einigen Marillen, oder Zucchini mit Minze, oder Fenchel mit Anis.

Bereiten Sie am besten eine große Menge Suppe zu und frieren Sie sie portionenweise ein. Wenn Sie die Suppe nicht aufgießen, sondern gleich nach dem Pürieren einfrieren, können Sie im Tiefkühler Platz sparen.

Randig-Apfel-Suppe

1 rote Zwiebel	in
1 EL Sonnenblumenöl	goldgelb anrösten,
500 g Randig,	gekocht und gewürfelt, mitrösten. Mit
Salz, Galgant, Bertram und Kümmel	kräftig würzen.
1 Msp. Rohrohrzucker	dazugeben und mit
1 Schuss Weinessig	ablöschen.
½ l Wasser	dazugeben und 10 Min. köcheln lassen.
1 Apfel,	entkernt und geschält, dazugeben und 5 Min. mitkochen lassen.

Nach dem Fasten sind unsere Geschmacksempfindungen noch sehr sensibel. Vielleicht schmeckt Ihnen die Suppe ohne Meerrettich und ohne Rahm genauso gut.

Die Suppe pürieren und mit Wasser aufgießen, bis die gewünschte Konsistenz erreicht ist.

50 ml Rahm	dazugeben,
1–2 EL Meerrettich (Kren)	dazureiben und nochmals schaumig mixen.
2 Tassen gekochte Dinkelkörner	unterrühren (nicht mehr mixen!).

Auf Tellern anrichten, einige Tropfen Rahm in die Mitte geben und kleinste Apfelstücke darauf verteilen.

Dinkel-Maroni-Spätzle

50 g Maronimehl,	
250 g Dinkelfeinmehl,	
1 KL Salz, 1 Prise Galgant,	
1 Prise Bertram	und
2 Prisen Quendel	mischen und eine Mulde drücken. Ca. 150 ml Wasser und
1 Ei	in diese Mulde geben und zu einem zähen Teig rühren.

Die Mengenangaben der Rezepte sind für 4 Personen.

Den Teig ½ Stunde rasten lassen, bei Bedarf noch etwas Dinkelmehl dazugeben und dann in reichlich Salzwasser spätzeln. Kurz aufkochen lassen und abseihen. In

gebräunter Salbeibutter	schwenken **oder** in
Butter	schwenken und
gehackte, geröstete Walnüsse	dazugeben. **Oder**
in Butter	schwenken,
200 g gewürfelten Feta	darübergeben und bei 180° kurz gratinieren.

Maroniomelette

4 EL Dinkelfeinmehl,	
2 EL Maronimehl,	
400 ml Milch	oder Ziegenmilch für Allergiker,
2 Eier,	
½ KL Salz,	
1 Prise Galgant	gut verquirlen und mindestens ½ Stunde quellen lassen.

Mit diesem sehr flüssigen (!) Teig in wenig Sonnenblumenöl sehr dünne Omeletten backen und je nach Belieben weiterverarbeiten:

- Omeletten in feine Streifen schneiden und als Suppeneinlage verwenden.
- Mit einer pikanten Fülle bestreichen und im Rohr kurz gratinieren.
- Als Süßspeise mit Quittengelee oder Mispelmarmelade füllen.

Kichererbsenbratlinge

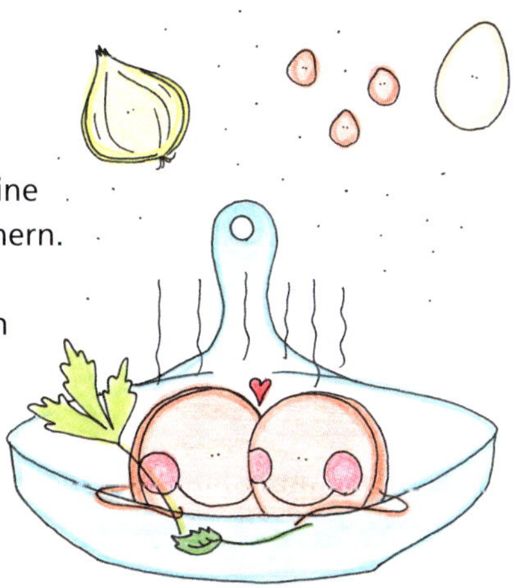

500 g gekochte Kichererbsen	in der Küchenmaschine nicht zu fein zerkleinern.
2 mittelgroße Zwiebeln	fein hacken, in
1 EL Sonnenblumenöl	anrösten und zu den Kichererbsen geben. Außerdem
2 Eier, *1–2 EL Dinkelfeinmehl,* *Galgant, Bertram,* *Kreuzkümmel, Salz,* *gehackte Petersilie*	und
Minze	beifügen und alles gut vermengen.

Kichererbsen enthalten viel wertvolles pflanzliches Eiweiß und sind diesbezüglich ein guter Fleischersatz.
Minze macht sie leichter verdaulich.

Laibchen formen und bei mittlerer Hitze in Butterschmalz oder Sonnenblumenöl auf beiden Seiten goldgelb braten und mit Salat oder Gemüse servieren.

Spinat-Brot-Nocken

250 g Dinkelweißbrot	(2–3 Tage alt) in kleine Würfel schneiden und in eine Schüssel geben. Mit
150 ml Milch	übergießen, mit
Galgant, Bertram, Muskatnuss und Salz	würzen und 2 Stunden ziehen lassen.
500 g Blattspinat	kurz blanchieren, ausdrücken und ganz fein schneiden. Spinat mit
2 Eiern	und
5 EL Dinkelfeinmehl	unter die Brotmasse mischen und kräftig verkneten. Nachwürzen und die Masse mindestens 15 Min. ziehen lassen.

Mit einem Esslöffel Nocken abstechen und gegen eine nasse Hand drücken, so dass eine kompakte Masse entsteht. Diese Nocken in einen großen Topf mit kochendem Salzwasser geben und ca. 5 Min. ziehen lassen (nicht kochen).
Auf angewärmten Tellern anrichten und mit Salbeibutter servieren.

Salbeibutter

80 g Butter	mit
reichlich Salbeiblättern	langsam, bei mäßiger Hitze, braun werden lassen.

Gebratener Fenchel

4 Fenchelknollen	halbieren und so in ½ cm dicke Streifen schneiden, dass der Strunk die Blätter hält. In
1 EL Sonnenblumenöl	bei starker Hitze portionenweise scharf anbraten, Farbe nehmen lassen, auf einen Teller geben und salzen.
1 KL Fenchelsamen	und
1 KL Koriandersamen	im Mörser zerstoßen und in der Pfanne kurz anrösten. Mit
2 EL weißem Balsamicoessig	ablöschen.

Den Fenchel zurück in die Pfanne geben, durchschwenken und mit Fenchelgrün bestreuen.

Gemüse vom Blech

500 g Gemüse	in ca. 1 cm dicke Scheiben schneiden, mit
Galgant, Bertram	und
Salz	würzen und in eine Gratinschüssel oder auf ein Blech legen.
Sonnenblumenöl	darüberträufeln.

Bei 180° Heißluft ca. 10 Min. braten. Frische, gehackte Kräuter darüberstreuen und mit Dinkelbrot servieren. Als Gemüse eignen sich „weiche" Sorten wie Kürbis, Zucchini und auch kurz blanchiertes Gemüse wie Karotten und Fenchel.

Dinkelrisotto (= Dinkelreis)

Dinkelreis ist polierter Dinkel und ist schon nach 15–20 Min. gar. Er ist leichter verdaulich als das ganze Dinkelkorn, das die doppelte Kochzeit hat.

2 Tassen Dinkelreis	in ein Sieb geben, unter fließendem Wasser abspülen und abtropfen lassen.
1 Zwiebel	fein schneiden und in
1 EL Öl	oder
Butterschmalz	glasig dünsten. Den Reis dazugeben und alles zusammen kurz durchrösten. Mit
100 ml Weißwein	ablöschen und mit
Galgant, Bertram, Quendelpulver	und
Griechenklee	würzen. Ca. 4 Tassen Wasser portionenweise dazugeben und den Dinkelrisotto 20 Min. köcheln lassen. Immer wieder umrühren. Am Ende der Garzeit salzen. Zuletzt
1 Stück Butter	und (nach Belieben) geriebenen
Pecorino	unterrühren.

Apfel-Topfen-Auflauf

1 EL Butter,	
6 EL Rohrohrzucker	und
3 Eigelb	schaumig rühren. Dann
500 g Topfen,	
3 EL Dinkelgrieß,	
1 KL Weinsteinbackpulver	und
1 Prise Salz	dazugeben und nochmals gut durchrühren. Zum Schluss die
3 geschlagenen Eischnee	unterheben.

Äpfel schälen und in Schnitze schneiden. Eine Auflaufform einfetten und die Apfelschnitze einschichten. Die Topfenmasse darüber verteilen und das Ganze eventuell mit Mandelplättchen bestreuen. Den Auflauf bei 160° etwa 50 Min. backen.

Die Äpfel durch halbierte Marillen oder gebratene Quittenschnitze ersetzen.

Bratäpfel

Die Äpfel waschen, das Kerngehäuse entfernen und bei 180° 20–30 Min. im Ofen garen. Mit wenig Kornel- oder Preiselbeermarmelade füllen und gehackte Mandeln darüberstreuen.
Auf Tellern anrichten und mit Zimt bestreuen.

Gebratene Quitten

Quitten trocken abreiben und dann erst waschen.
Die halbierten oder ganzen Früchte auf ein Backblech legen und im Rohr bei 180°, je nach Größe, ca. 40–50 Min. braten. Die Früchte sind gar, wenn man mit der Gabel bis zum Gehäuse stechen kann.
Mit Zimtzucker bestreuen und aus der Schale löffeln.

Am besten immer ein ganzes Backblech Quitten zubereiten, pürieren oder in Schnitze schneiden und portionenweise tiefgefrieren. Um Schnitze zu erhalten, müssen die Quitten wieder abkühlen, damit sich das Pektin verfestigt.

Kompott

500 g Obst	mit
2 EL Rohrohrzucker	und so viel kochendem Wasser, bis das Obst bedeckt ist, aufkochen oder nur kurz ziehen lassen.

Als Obst eignen sich Äpfel, Birnen, Marillen, Kirschen und auch Weintrauben.

Nervenkekse

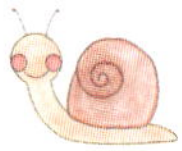

Die Nervenkekse sind wirklich für die Zeit *nach* dem Fasten gedacht.

Die Wirkung auf unsere Nerven und Energie ist von der richtigen Mischung der Gewürze abhängig – deshalb sollte das Verhältnis 45 – 45 – 10 eingehalten werden. Bei der Dosis hingegen können Sie durchaus variieren und auch bei den Mengen von Zucker und Butter können Sie geringfügig abweichen.

Die Gewürzmischung reicht für 3 kg Mehl und besteht aus:
45 g Zimt
45 g Muskat
10 g Nelkenpulver

1 kg Dinkelfeinmehl
300 g Butter
250 g Rohzucker fein
200 g Mandeln gemahlen
1 Msp. Salz
½ Weinsteinbackpulver
2–3 EL (= 35 g) Gewürzmischung
4 Eier
100 ml Milch

Aus diesen Zutaten einen eher feuchten Mürbteig kneten, mind. 1 Stunde (besser über Nacht) kaltstellen. Dann ausrollen, Kekse ausstechen und bei 180° ca. 15 Min. backen.

Brot

Dinkelbrot

Das Besondere an diesen Brotrezepten ist, dass pro Kilogramm Dinkelmehl nur 1/6 Würfel (7 g) Hefe verwendet wird. Das bedeutet, dass das Brot leicht verdaulich ist. Das Brotbacken gelingt am besten an den so genannten Blüten- und Fruchttagen. Wer sich nicht nach dem Aussaatkalender orientiert, sollte auf den aufsteigenden Mond und auf die Sternzeichen Schütze bis Zwilling achten.

Der folgende Arbeitsablauf ist sehr detailliert wiedergegeben, im Grunde aber sehr einfach:

Grundsätzlich gilt:
625 ml bis 650 ml Wasser auf 1 kg Dinkelmehl verwenden. Werden Butter, Eier, Grütze etc. mitverarbeitet, ändert sich das Flüssigkeitsverhältnis etwas.

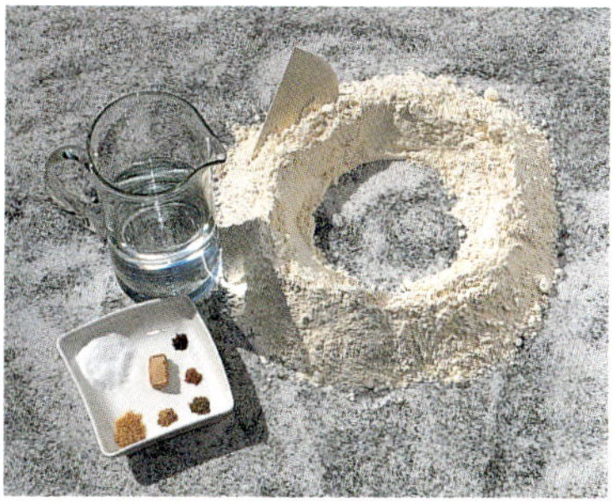

Das Mehl auf die Arbeitsfläche oder in eine sehr weite Schüssel geben und eine Mulde drücken.
650 ml gut lauwarmes Wasser in einen engen Krug füllen.

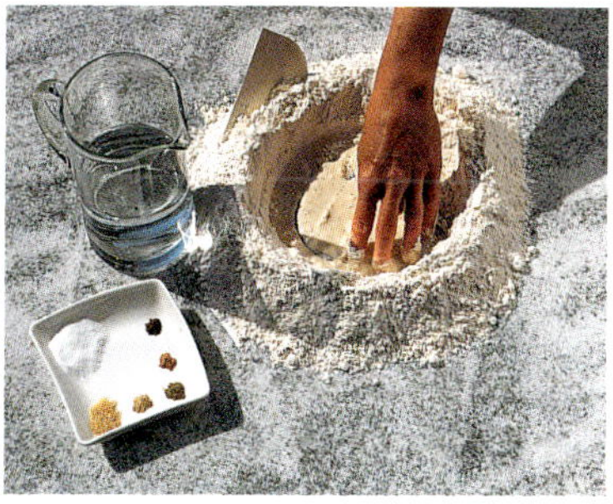

Von diesem Wasser ca. 100 ml in die Mulde gießen. 1/6 Würfel Hefe darin auflösen.

Mit so viel Mehl mischen, bis das so genannte „Teiglein" entsteht. Das ist ein ca. faustgroßes, homogenes Stück Teig.

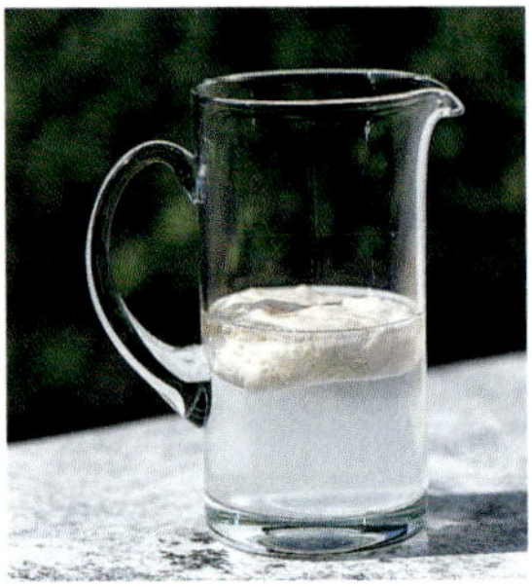

Dieses Teiglein in den Krug zurücklegen und danach Gewürze, Salz und Zucker in die Mulde geben.
Das Teiglein im Krug „gehen" lassen, bis es obenauf schwimmt.

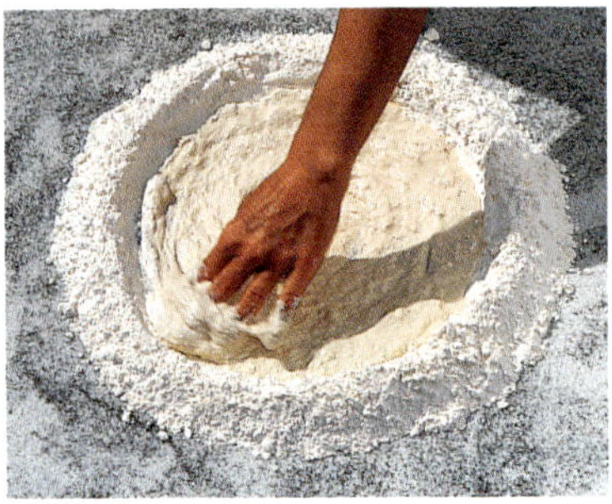

Das Teiglein in die Mulde gleiten lassen und mit der Hand unter mehrmaliger Zugabe des restlichen Wassers einen geschmeidigen, sehr flüssigen Teig rühren. Es sollte noch ein großer Mehlkranz übrig bleiben. Nach und nach das restliche Mehl einarbeiten und erst dann zu kneten beginnen.

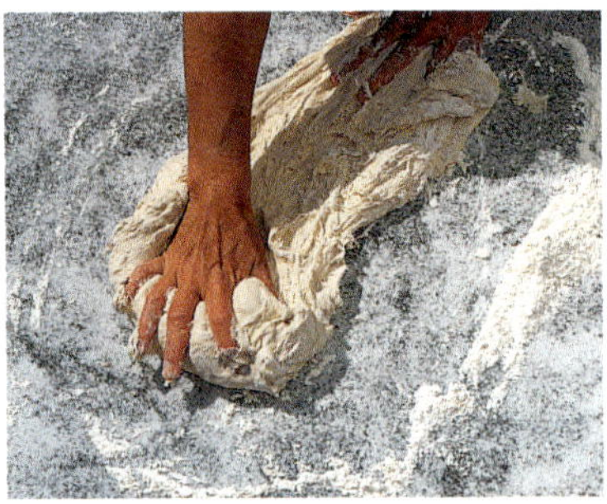

Dieses Kneten erfolgt sehr sanft, indem man den Teig über die gesamte Arbeitsfläche streift und wieder zurückschiebt. Dies geschieht so lange (ca. 5–10 Min.), bis sich der Teig gut bindet und von der Arbeitsfläche und den Händen löst. Bei dieser Methode verbindet sich das Mehl besser mit der Flüssigkeit und man erhält einen saftigen, feuchten Teig. Sollte der Teig zu feucht sein, gibt man erst ganz zum Schluss etwas Mehl bei.

Den Teig mit Mehl bestäuben, mit einem Küchentuch abdecken und auf die doppelte Größe „gehen" lassen. Den Teig nach dem „Gehen" mit einer Teigkarte von der Arbeitsfläche lösen und aufheben – nicht mehr kneten! Wieder mit Mehl bestäuben, abdecken und nochmals gehen lassen.
Diesen Vorgang insgesamt drei Mal wiederholen.

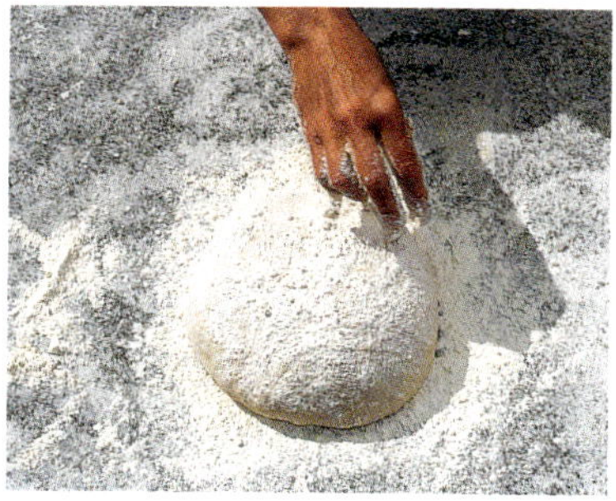

Den fertigen Teig zum Schluss „schleifen", d. h. in den hohlen Händen auf der Arbeitsfläche drehen, bis der Teig kompakt ist.

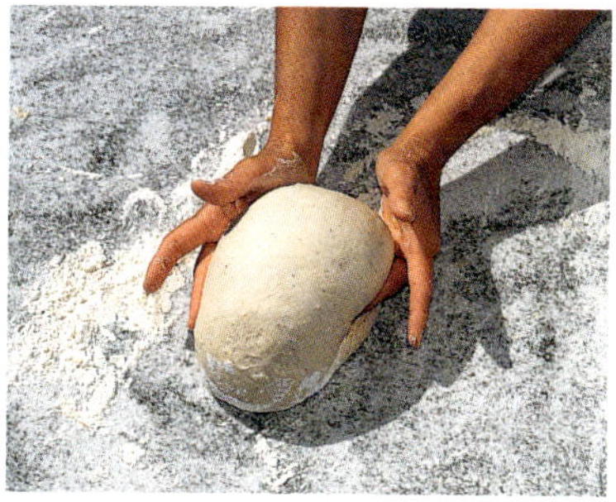

Nach Belieben Brote, Laibe oder Kleingebäck formen und aufs Blech setzen. Vor dem Backen werden die Brote mit warmem Wasser bepinselt oder besprüht.
Backtemperatur: 220 Grad Heißluft,
nach 10 Min. absenken auf 200 Grad.
Backzeit: Brötchen ca. 25 Min.,
Laibe ca. 40–50 Min.

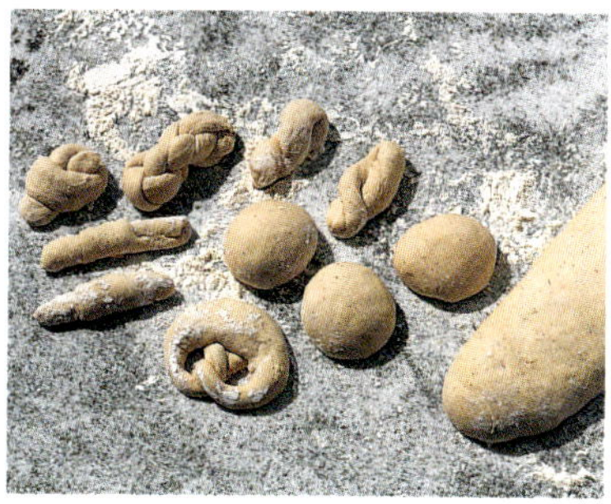

Wenn Sie Ihr Fastenbrot nicht selbst backen wollen, kaufen Sie es bei einem Bäcker Ihres Vertrauens.

Dinkel-Weißbrot

1 kg Dinkelfeinmehl
625 ml Wasser
⅙ Würfel Hefe
1 EL Salz
3 Msp. Rohrohrzucker
2 Msp. Galgant
2 Msp. Bertram
2 Msp. Fenchel
2 Msp. Ysop

Dinkel-Hausbrot

600 g Dinkelfeinmehl
200 g Dinkelvollmehl
200 g Dinkelflocken
½ Liter Wasser
1 Becher Naturjoghurt (180 g)
⅙ Würfel Hefe
1 EL Salz
3 Msp. Rohrohrzucker
2 Msp. Galgant
2 Msp. Bertram
2 Msp. Kubeben
1 EL Flohsamen

Der Dinkelzopf ist für das erste Frühstück *nach* dem Fasten gedacht.

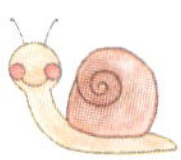

Dinkelzopf

1 kg Dinkelweißmehl
600 ml Milch (oder halb Wasser, halb Milch)
½ Würfel Hefe
1 Eidotter
100 g flüssige Butter
2 TL Salz
2–3 EL Rohrohrzucker
je 1 Msp. Galgant, Bertram, Fenchel

Dinkel-Flockenbrot

800 g Dinkelfeinmehl
200 g Dinkelflocken
625 ml Wasser
⅙ Würfel Hefe
1 EL Salz
3 Msp. Rohrohrzucker
2 Msp. Galgant
2 Msp. Bertram
2 Msp. Fenchel
2 Msp. Quendel
1 EL Flohsamen

Gewürze

Ackerminze

Die Ackerminze wärmt den Magen und fördert die Verdauung. Sie kommt vor allem bei empfindlichem Magen und bei Verdauungsschwächen zum Einsatz. Ackerminzenblätter und zarte junge Triebe fein hacken und in Suppen, im Gemüse und in Fleisch- oder Fischgerichten mitkochen bzw. roh mit etwas Brot essen.

Bachminze

Die Bachminze entlastet den Magen und die Atmung. Sie sollte speziell bei Übergewicht oft verwendet werden. Bachminze in Suppen, im Gemüse und in Fleisch- oder Fischgerichten mitkochen bzw. roh mit etwas Brot essen.

Beifuß

Beifuß wird auch „Wilder Wermut" genannt und ist mehr Heilmittel als Gewürz. Er hilft bei Gastritis, Magenempfindlichkeit und Sodbrennen und hat auch auf Leber und Bauchspeicheldrüse anregende Wirkung. Frische klein gehackte Beifußblätter oder 1–2 Messerspitzen Beifußpulver in Suppen, Gemüsen, Fleisch-, Geflügel- oder Fischgerichten mitkochen. Den Beifuß nur in kleinen Mengen verwenden, da er bitter schmeckt. Beifuß muss unbedingt mitgekocht werden.

Beifuß unbedingt mitkochen.

Bertram

Bertram ist ein Universalheilmittel und sollte in keinem Essen fehlen. Er wird immer gemeinsam mit Galgant verwendet und passt zu allen würzigen Gerichten. Nach Hildegard von Bingen sorgt er für eine gute Verdauung, für gutes Blut und verleiht Kraft und Energie. Man kann ihn mitkochen, aber auch roh verwenden.

Bertram sollte in keinem Essen fehlen.

Bohnenkraut

Bohnenkraut ist ein aromatisches Gewürz und passt zu allen Gemüsegerichten. Es gilt als Frohmacher und ist als Pulver, in gerebelter Form und frisch zu verwenden.

Fenchel

Fenchel sorgt für gute Ausdünstung.

Fenchel gehört zu den klassischen Frohmachern und passt vor allem zu Getreide- und Gemüsegerichten. Er reinigt den Magen, verhindert Mundgeruch, stärkt die Sehkraft, sorgt für eine gute Ausdünstung und Hautfarbe sowie für guten Körpergeruch.

Galgant

Galgant ist das „Herzmittel".

Galgant wird anstatt Pfeffer verwendet und passt überall, wo es würzig und scharf schmecken soll. Galgant ist das „Herzmittel" der Hildegardheilkunde. Aber auch bei Menstruationsbeschwerden, Kreislaufproblemen, Kraftlosigkeit, Kopfschmerzen und Durchblutungsstörungen hat er seine wärmende und entkrampfende Wirkung schon vielfach unter Beweis gestellt. Galgant ist in Pulverform oder auch in Form von Wurzelstückchen erhältlich.

Gewürznelken

Das Gewürznelkenpulver sehr sparsam verwenden, denn es hat einen äußerst intensiven Geschmack.

Gewürznelken tragen dazu bei, dass das bei Gicht entzündete Bindegewebe abschwillt. Das Kauen von Gewürznelken (nicht mehr als 2–3 Stück pro Tag) hilft auch bei Kopfbrummen aufgrund von Wetterfühligkeit.

Griechenklee

Griechenklee bzw. Bockshornklee könnte man als „Aromat der Hildegardküche" bezeichnen. Er passt vor allem in Suppen, Saucen und gebundene Gemüse. Griechenklee sollte wegen des Aromas mitgekocht werden bzw. man lässt ihn ¼ Stunde in heißer Flüssigkeit quellen. Er wirkt nach Hildegard appetitanregend und schmeckt ausgezeichnet.

Kreuzkümmel
Kreuzkümmel hat einen sehr intensiven Geschmack und wird auch Mutterkümmel genannt. Er erleichtert die Verdauung von Käse. Personen mit Herzproblemen müssen Kreuzkümmel meiden!

Kubebe
Die Kubebe ist eine Pfefferart, die sehr sparsam verwendet wird, da ihr Geschmack überaus intensiv ist. Kubeben passen in deftige Suppen und Getreidegerichte. Sie können sowohl zur sportlichen als auch zur geistigen Leistungssteigerung eingesetzt werden und helfen in Stresssituationen und bei Angstzuständen.

Kubeben helfen in Stresssituationen.

Muskatnuss
Die Muskatnuss öffnet nach Hildegard das Herz des Menschen und vermindert die schädlichen Säfte. Sie reinigt das Blut, hilft bei Konzentrationsschwierigkeiten, Behäbigkeit, psychischer Belastung und ist überhaupt ein Frohmacher. Muskatnuss immer sparsam dosieren. Muskatnuss ist Bestandteil des Hildegard-Nervenkekspulvers.

Pelargonienmischpulver
Das Pelargonienmischpulver besteht aus Edelpelargonien-, Bertram- und Muskatnusspulver und wird auch als „Hildegard-Grippepulver" bezeichnet. Zur Vorbeugung gegen Erkältungen wird dieses fein duftende Gewürzpulver prisenweise in Salatsaucen und Brotteig gegeben.

Grippewein:
¼ Liter Rotwein mit 1 Kaffeelöffel Pelargonienmischpulver aufkochen, 5 Min. ziehen lassen, warm trinken und zu Bett gehen.

Pfeffer

Pfeffer trocknet nach Hildegard aus und sollte nicht täglich eingesetzt werden. Pfeffer generell sparsam verwenden.

Diese wohlschmeckende Minze mit den Speisen mitkochen, einer Marinade beifügen oder über das Essen streuen.

Poleiminze

Poleiminze hilft gegen Gastritis, Aufstoßen, Sodbrennen und reinigt generell den Magen. Nach Hildegard von Bingen enthält die Poleiminze die Kraft von 15 Kräutern. Sie kann, muss aber nicht mitgekocht werden.

Quendel immer mitkochen.

Quendel

Der Quendel bzw. Feldthymian sorgt für die „italienische Note" beim Essen und passt zu fast allen Gemüse-, aber auch zu Fleisch- und Getreidegerichten. Quendel gilt in der Hildegardheilkunde als „Hautgewürz", denn er hilft ganz ausgezeichnet mit, Hautprobleme zu lindern oder sogar ganz auszuheilen. Es ist wichtig, den Quendel oft zu verwenden und ihn immer mitzukochen, ein nachträgliches Würzen hilft nicht.

Salbei

Der Salbei wirkt gegen alle Schadstoffe, die im Körper gespeichert sind. Er reinigt und heilt gleichzeitig. Wenn möglich, täglich 1–2 Salbeiblätter frisch essen oder als Salbeipulver im Essen mitkochen bzw. über ein Stück Dinkelbrot streuen und essen.

Erst am Ende der Kochzeit salzen.

Salz

Salz in vernünftigen Mengen konsumieren, denn es unterstützt den Eigengeschmack der Speisen. Salzloses Essen macht den Menschen nach Hildegard „innerlich lau". Da Salz durch den Kochprozess den salzigen Geschmack verliert, ist es empfehlenswert, alle Gerichte am Anfang wenig und erst am Ende der Kochzeit „richtig" zu salzen.

Ysop

Auch dieses Hildegardheilkraut ist ein Frohmacher. Ysop ist relativ geschmacksneutral und passt zu allen Gemüse-, Fleisch- und Fischgerichten, aber auch zu Teigwaren und Getreidegerichten. Ysop muss immer mitgekocht werden. Das Trockenpulver wirkt intensiver als frisches Kraut. Er hilft bei Traurigkeit, Melancholie, Depressionen und Leberfunktionsstörungen.

Ysop immer mitkochen.

Zimt

Zimt wärmt, macht fröhlich, entspannt, stärkt die Sinne und reinigt das Blut. Er wirkt Stoffwechselstörungen entgegen und sollte daher täglich zum Einsatz kommen. Man kann zum Beispiel ein Stück Zimtstange dem Tee beifügen, einer Sauce beigeben oder mit Fleisch mitkochen. Auch das Zimtpulver kann prisenweise allen Speisen beigemengt werden.

Zimt täglich einsetzen.

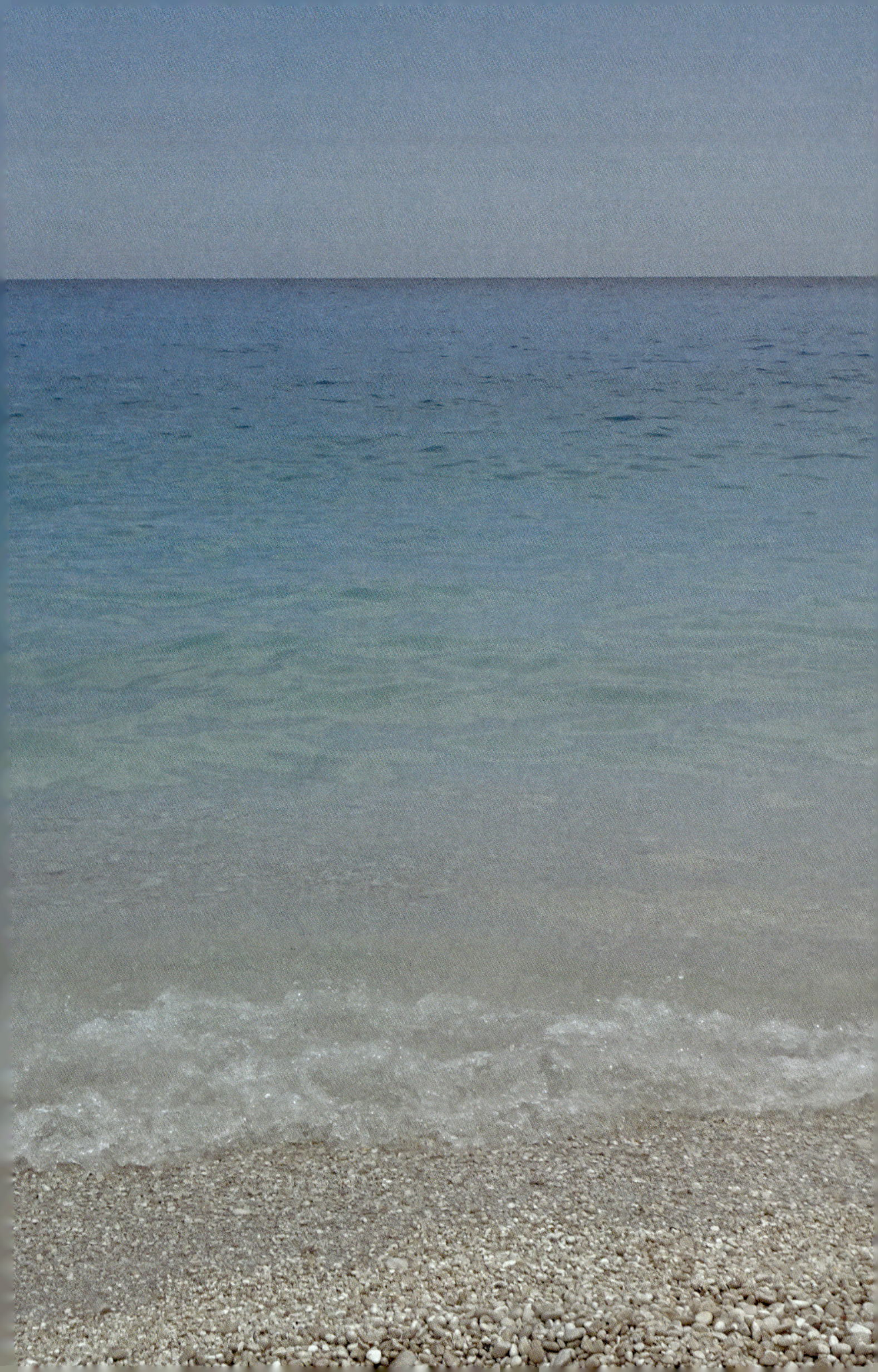

Getränke

Gerade beim Fasten ist es wichtig, viel zu trinken, damit die Schlackenstoffe gut ausgeschwemmt werden können. Dabei ist es natürlich wichtig, das Richtige zu trinken. Der tägliche Flüssigkeitsbedarf entspricht ca. 35 ml pro Kilogramm Körpergewicht. Allzu viel ist auch beim Trinken ungesund und so ist der Flüssigkeitsbedarf bei einer Person mit 60 Kilo ca. zwei Liter und bei einer Person mit 90 Kilo ca. drei Liter pro Tag.

Fencheltee niemals kochen, sondern nur bis zum Siedepunkt erhitzen und kurz ziehen lassen. Blüten- und Kräutertee überhaupt nur mit heißem Wasser übergießen und ziehen lassen.

Wasser ist ein kostbares Gut und ein wunderbares Fastengetränk. Es sollte zumindest Raumtemperatur haben und Sie können es natürlich auch warm bzw. heiß trinken. Probieren Sie den Unterschied von Leitungswasser, das Sie gleich trinken, und solchem, das Sie für einige Stunden in einem Glaskrug „ruhen" lassen. Es wirkt milder und streichelt uns von innen. Versuchen Sie auch, Wasser mit einem Hildegardstein zu energetisieren und so aus Wasser ein ganz spezielles Fastengetränk zu machen.

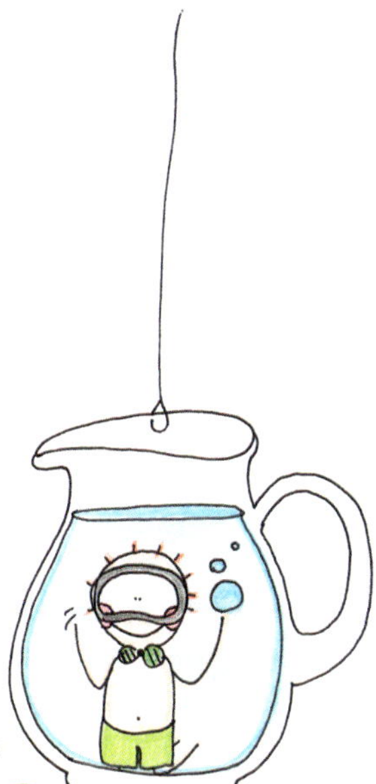

Tees immer dünn zubereiten und nicht zu lange ziehen lassen. Da jedes Kraut eine spezifische Wirkung hat, ist es für unseren Körper schonender, nicht zu viele verschiedene Kräuter zu mischen.

Je nach persönlichen Vorlieben können Sie auch aus Himbeer- oder Brombeerblättern, aus Orangen- oder Jasminblüten oder aus Melisse Tee zubereiten. Bitte keine Pfefferminze, da sie kühlt.

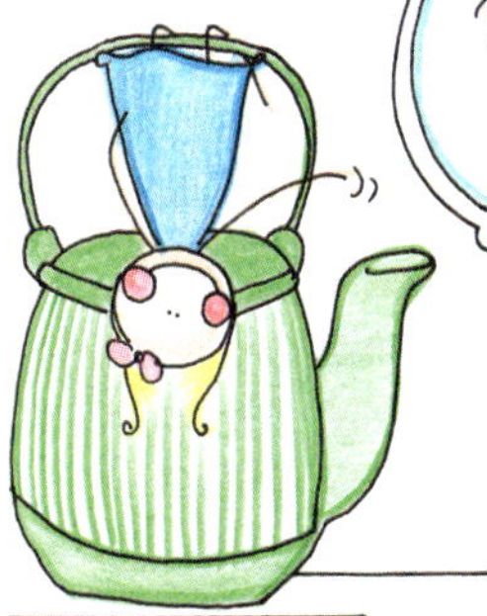

Wer beim Saftfasten auf Fruchtsäfte zurückgreift, sollte nur naturbelassene, pasteurisierte Säfte verwenden. Himbeeren und Zitrusfrüchte bitte während des Fastens meiden, da sie

Am besten trinken Sie Leitungswasser, das Sie einige Stunden „ruhen" lassen, Kristallwasser und dünne Kräutertees.

kühlen (Ausnahme: einige Tropfen Zitronensaft im Wasserkrug).
Meine jahrelange Erfahrung mit Fastengruppen hat gezeigt, dass das Fasten mit Wasser und Tee am bekömmlichsten ist. Wer aus Geschmacksgründen nach einer Abwechslung sucht, kann einige Blätter Melisse oder eine Scheibe Zitrone in den Wasserkrug geben. Ein Stück Galgantwurzel oder Zimt oder einige Tropfen Zitronensaft geben dem Wasser ebenfalls ein bisschen Geschmack und bringen etwas Abwechslung. Da das Geschmacks- und Geruchsempfinden während des Fastens sensibler wird, reicht diese „Aromatisierung" meist aus.

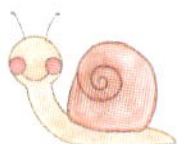

Bitte verzichten Sie auf:
Mineralwasser – es verbraucht Sauerstoff
Kaffee – ist ein Genussmittel mit Koffein
Schwarztee – ist ebenfalls ein Genussmittel mit Teein
Grüntee – kühlt
Pfefferminz – kühlt und regt an
Früchtetee – säuert
Fruchtsäfte – außer beim Saftfasten und im „Notfall" (siehe Seite 113)

Kristallwasser

Das Steinwasser kann für Tees oder Suppen verwendet werden. Man kann es aber auch als „Mineralienwasser" trinken.

Unter Hildegardfreunden ist das „Kristall- bzw. Steinwasser" sehr beliebt. Es wird aus ganz bestimmten Hildegardsteinen hergestellt (z. B. Bergkristall, Chalzedon, Chrysopras). Hildegard beschreibt 19 Mineralien in ihrer heilsamen Wirkung auf unsere Gesundheit. Sie erklärt auch sehr genau, wie die Steine eingesetzt werden. Manche werden aufgelegt, andere in der Hosen- oder Jackentasche als „Handschmeichler" verwendet und einige eignen sich ganz besonders gut zur Herstellung von „Kristall- bzw. Steinwasser".

Dabei wird der jeweilige Hildegardstein in einen mit Wasser gefüllten Glaskrug gelegt und ca. 24 Stunden lang in die Sonne oder zumindest an einen mit Licht durchfluteten Platz gestellt. Auf diese Weise wird die Energie des Steines auf das Wasser übertragen.
Anschließend das Wasser in einen anderen Krug umschütten und im Glaskrug wieder Wasser für den nächsten Tag „energetisieren".
Die Steine „reinigt" man am besten alle zehn bis vierzehn Tage, indem man sie einige Min. unter fließendes Wasser legt und danach einige Stunden an der Sonne aufladen lässt.

Trinken hilft oft gegen Hunger. Das Hungergefühl ist im Alltag oft einfach nur Durst.

„Wassersteine"

- **Bergkristall** fördert den Stoffwechsel und die Drüsentätigkeit.
- **Chalzedon** reguliert den Hormonhaushalt und wirkt ausgleichend bei Stimmungsschwankungen und bei Zorn.
- **Chrysopras** leitet Körper- und Rheumagifte aus.

Tee-Zubereitung

Fencheltee

Ganze Samen und Körner werden in kaltem Wasser aufgesetzt und bis zum Siedepunkt erhitzt (nicht kochen lassen!). Sie können Samen und Körner auch im Mörser quetschen, damit die ätherischen Öle besser freigesetzt werden. Fencheltee wirkt basisch und gilt bei Hildegard als Frohmacher. Die gekochten Fenchelkörner tagsüber kauen – das gibt einen frischen Atem.

Wer keine Steine zuhause hat oder kein „Steinwasser" zubereiten möchte, kann die Tees selbstverständlich mit normalem Leitungswasser zubereiten.

1 KL grüne Fenchelkörner	in
1 Liter kaltes Kristallwasser	geben, bis zum Siedepunkt erhitzen, 3 Min. ziehen lassen und abseihen.

Rosenblütentee

Für die Teezubereitung werden Blätter und Blüten einfach nur mit heißem Wasser überbrüht.

2 KL Rosenblüten mit
1 Liter heißem Kristallwasser überbrühen, 2 Min. ziehen lassen und abseihen.

Frühstücksteemischung

35 g grüne Fenchelkörner,
15 g Rosenblätter,
10 g Mariendistel,
5 g Galgantwurzel,
5 g Nelken,
1–2 KL dieser Mischung in
1 Liter kaltes Kristallwasser geben, bis zum Siedepunkt erhitzen, 3 Min. ziehen lassen und abseihen.

Diese Mischungen haben sich beim Fasten sehr bewährt und Sie können sie selbst mischen oder in Ihrer Apotheke mischen lassen. Fenchel wirkt basisch, Mariendistel stärkt die Leber, Galgant unterstützt den Kreislauf, Nelken entwässern, die Blüten machen fröhlich.

Abendteemischung

35 g grüne Fenchelkörner,
10 g Rosenblätter,
15 g Orangenblütenblätter,
15 g Mariendistel,
1–2 KL dieser Mischung in
1 Liter kaltes Kristallwasser geben, bis zum Siedepunkt erhitzen, 3 Min. ziehen lassen und abseihen.

Nelkenwasser

2 Gewürznelken in
¼ Liter Wasser über Nacht stehen lassen.

Über den Tag verteilt schluckweise trinken.

Das Nelkenwasser entstaut und hilft bei Wasseransammlungen im Körper.

Fruchtsäfte (nur beim Saftfasten!)

Als **Fastengetränk beim „Saftfasten"** eignen sich nur naturbelassene, pasteurisierte Säfte, z. B. aus Johannisbeer, Brombeer, Traube oder Apfel. Mischen Sie die Säfte mindestens zur Hälfte (besser noch dünner) mit Kristallwasser oder Leitungswasser. Während der Fastenzeit Orangensaft oder Saft aus anderen Zitrusfrüchten meiden, da sie den Körper auskühlen.

Während des Fastens keine Frischsäfte (Smoothies) verwenden. Säfte am besten immer mit Kristallwasser oder heißem Wasser stark verdünnen.

Apfelsaft (nur in „Notfällen")

Wer beim Fasten einige Tage keinen Stuhlgang hatte und die Begleitmaßnahmen wie Flohsamen, Darmmassagen usw. erfolglos angewendet hat, kann es mit verdünntem Apfelsaft versuchen:

Die Erfahrung hat gezeigt, dass es in den meisten Fällen „Erleichterung" bringt.

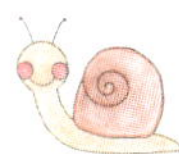

Ca. 50 ml naturbelassenen Apfelsaft mit
ca. 150 ml warmem Wasser verdünnen und am Abend schluckweise trinken.

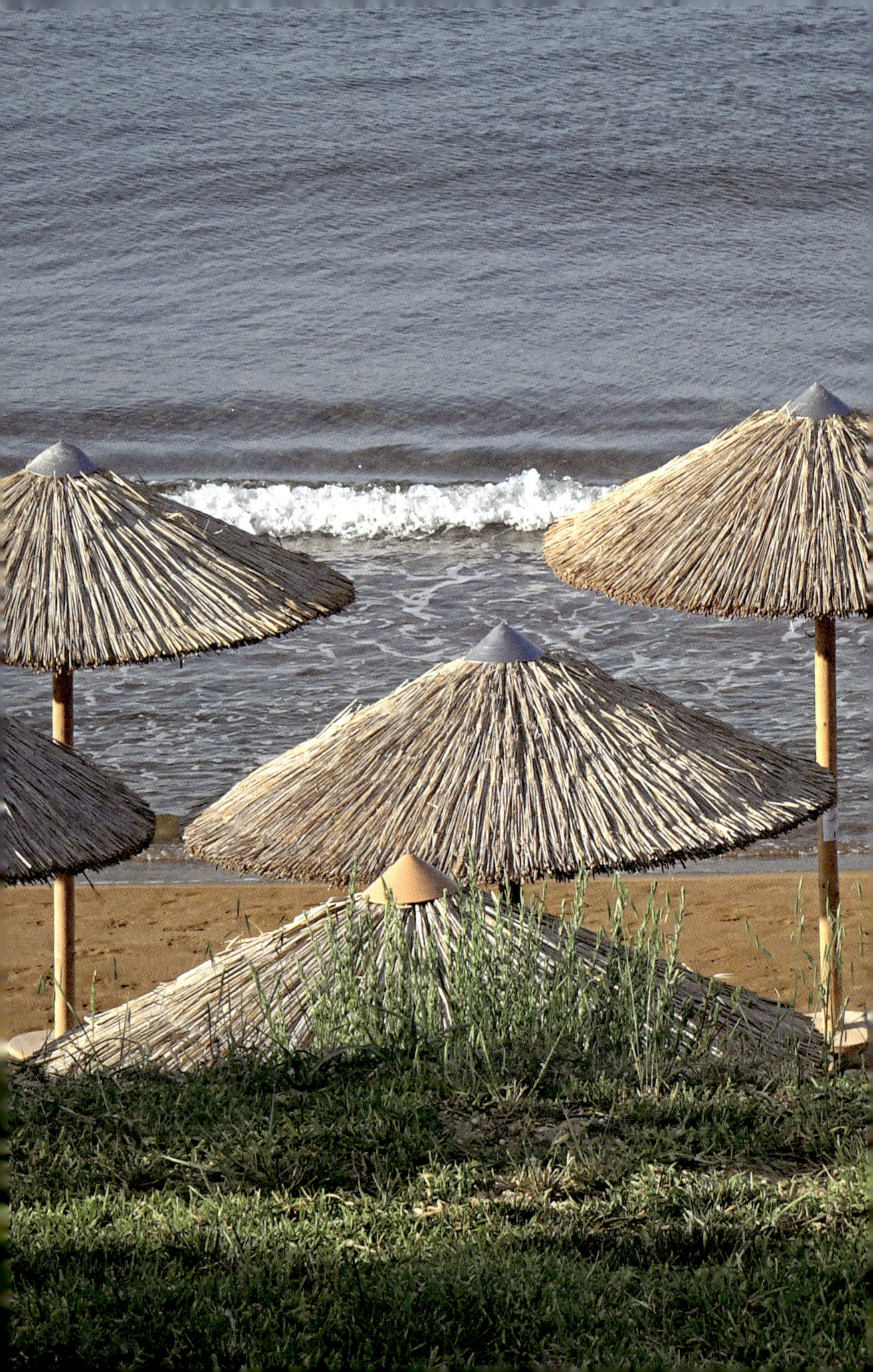

Vorbereitungen auf das Fasten

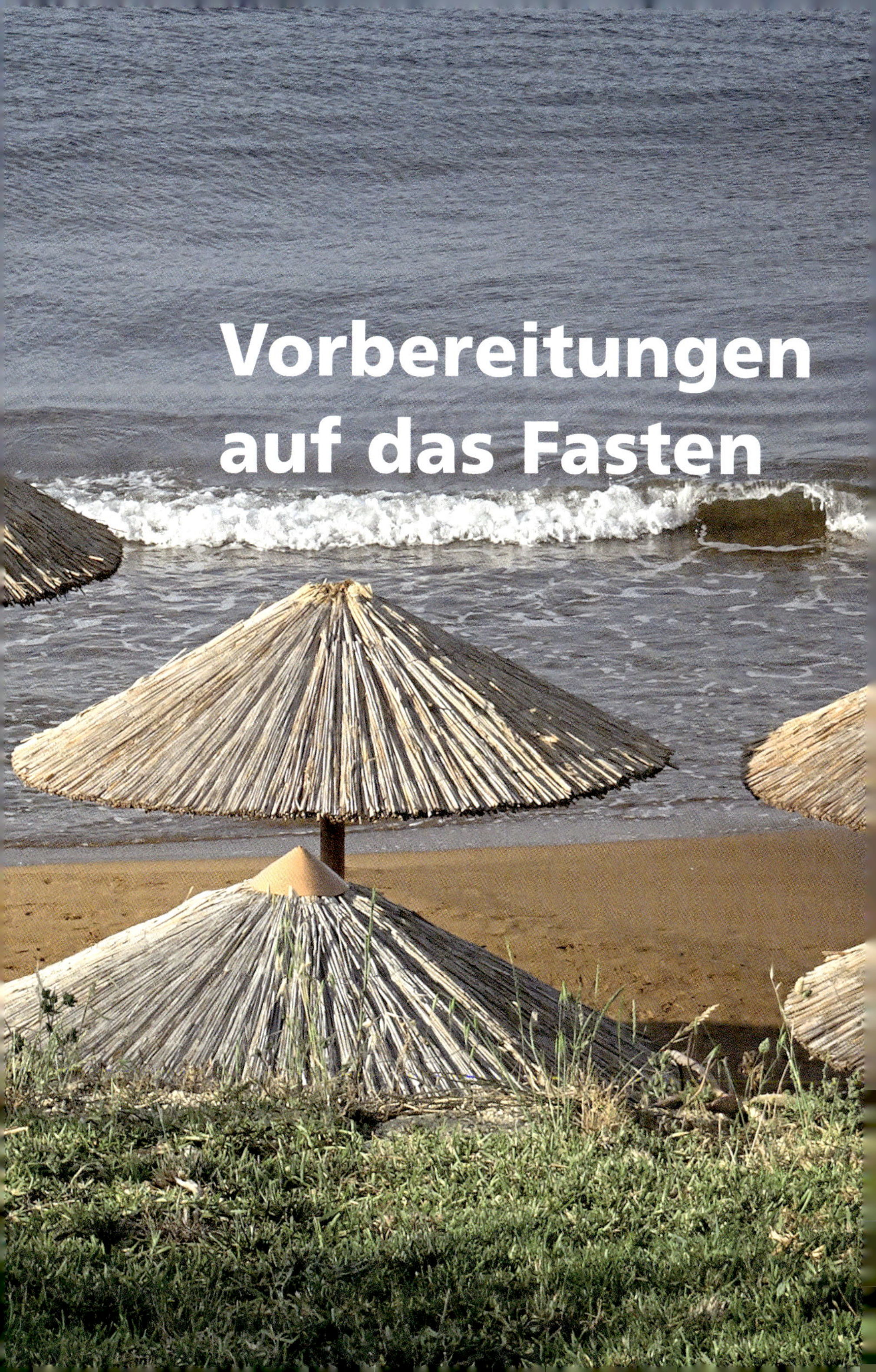

Das Umfeld schaffen

Wer sich bewusst fürs Fasten entscheidet und die Vorbereitungen freudvoll trifft, erleichtert sich und seinen Mitmenschen die Zeit des Fastens. Wer sich auf diese ganz besondere Zeit einlässt und gleichzeitig zulässt, was ihm sein Körper mitteilt und was ihm seine Gefühle zeigen, wird gestärkt und beschenkt.

Mit einer positiven Einstellung kann die Fastenzeit zu einem „**Rendezvous mit sich selbst**" werden und viel Freude und Leichtigkeit freisetzen. Es kann auch zu tiefen Erfahrungen und Erkenntnissen kommen, die lange nachwirken und zur persönlichen Entwicklung beitragen.

Die Beweggründe fürs Fasten können durchaus unterschiedlich sein und reichen von **Neugier** über körperliche Beschwerden bis zu **religiösen Aspekten.** Es ist hilfreich zu wissen, weshalb man fasten möchte und sich über diese Gründe und die positiven Aspekte des Fastens im Vorfeld klar zu sein. Wer im Laufe der Fastenzeit seine Entscheidung in Frage stellt oder mit der einen oder anderen kleinen Verführung liebäugelt, kann sich dann diese Gründe wieder in Erinnerung rufen.

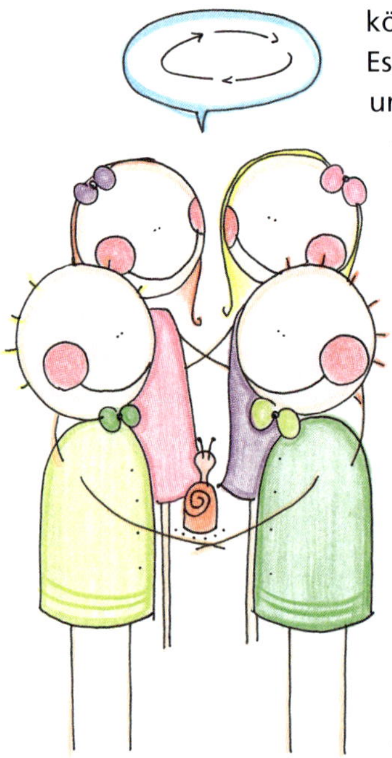

Setzen Sie die **Fastenart** und eine **Fastendauer** fest, die realistisch sind und die Sie gut einhalten können. Für manche Menschen sind drei Tage Brotfasten schon eine lange Zeit, für andere sind sechs Tage genau richtig. Für Fleischesser sind drei Wochen Dinkel-Obst-Gemüse-Fasten eine Herausforderung, für korpulente Menschen können drei Monate eine Wohltat sein, weil die Kilo purzeln. Setzen Sie sich Ihr Fastenziel so, dass Sie es erreichen können, denn das positive Gefühl, etwas geschafft zu haben, ist die Grundlage für die nächste Fastenzeit.

Zur Vorbereitung gehört auch, dass Sie Ihre **Familie informieren** und nach Möglichkeit auch motivieren, mitzumachen (siehe Seite 71). Wenn die Familienmitglieder am Anfang noch etwas skeptisch reagieren, bitten Sie sie doch, in dieser Woche auf eine etwas andere Art „mitzumachen". Dies wäre möglich, indem sie mit einfachen Mahlzeiten einverstanden sind oder alle am Abend eine **gemeinsame Suppe** einnehmen. Schlagen Sie auch vor, dass diese Woche etwas ruhiger gestaltet wird und statt auf Radio und Fernseher mehr Wert auf Spaziergänge und Stille gelegt wird. Binden Sie die Familienmitglieder in Ihre Überlegungen ein, und wenn Sie auf wenig Verständnis stoßen, erlauben Sie sich selbst den **Freiraum,** den Sie für sich brauchen, und gehen Sie **selbstbewusst Ihren Fastenweg** und somit mit gutem Beispiel voran.

Sie können sich z. B. drei Brottage vornehmen und dann „tageweise" verlängern.

Die Erfahrung hat gezeigt, dass Partner und Kinder nach und nach mitmachen, wenn sie miterleben, wie eine Fastenwoche auf den Humor und das Wohlbefinden der Partnerin bzw. der Mutter wirkt.

So wichtig es ist, Ihre Familie in Ihre Entscheidung einzubeziehen, so unwichtig ist es, sich Bekannten und Kollegen gegenüber mitzuteilen. Sie werden dann sehr oft mit Fragen wie „Warum fastest ausgerechnet du? Du hast das ja nicht nötig" und guten Ratschlägen wie „Pass auf, dass du deine gute Laune nicht verlierst" überhäuft. Dadurch werden Sie in Ihrer Entscheidung hinterfragt und fallen in die Rechtfertigung oder Sie hinterfragen sich selbst und schwächen sich dadurch. Hildegards Empfehlung, dass **Fastende sich nur mit Fastenden austauschen** sollten, hat ihre Berechtigung. Bei Gleichgesinnten finden Sie Bestätigung oder erfahren, dass es anderen genauso ergeht wie Ihnen – im positiven Erleben genauso wie mit negativen Begleiterscheinungen, die sein können, aber nicht zwingend sein müssen.

Wer nicht alleine fasten möchte, sucht sich am besten eine/n oder mehrere **Fastenpartner/innen.** Das Fasten mit anderen bestärkt und trägt durch Phasen, wo die eigene Motivation zu schwinden droht. Der Austausch von Erfahrungen bereichert und erleichtert gleichermaßen und auf diese Art lernt man voneinander und miteinander.

Im Idealfall gibt es in Ihrer Nähe eine **Fastengruppe,** wodurch eine gute Begleitung gegeben ist.

Beim **gemeinsamen Fasten** kann man sich auf gewisse gemeinsame Zeiten einigen und sich z. B. zum Spaziergang verabreden oder sich zu einem „Fastengespräch" oder einer Abendmeditation treffen. Auf diese Art ergibt sich eine gewisse Struktur und Verbindlichkeit, welche die Gemeinschaft stärkt und das Fasten erleichtert.

Wenn Sie sich innerlich auf die Fastenzeit eingestellt haben, ist es hilfreich, folgende Punkte zu beachten:

- Alles einkaufen und besorgen, was in dieser Woche benötigt wird (siehe Seite 121).
- „Shopping" auf später verschieben.
- Möglichst alle Termine während der Fastenwoche absagen bzw. auf später verschieben.
- Treffen mit Freunden und Kollegen ebenfalls auf die Zeit danach verschieben. Wenn sich eine Einladung nicht verschieben lässt, seinen Herzwein mitnehmen und damit anstoßen.
- Zeitinseln für Spaziergänge, Fußbad und Leberwickel jetzt schon einplanen.
- Sich auf Medienverzicht einstellen: keine Zeitung, kein Fernseher, kein Internet, kein Radio – nur eigene Wohlfühlmusik genießen.
- Sich auf eine handyfreie Zeit einstellen – nur einmal täglich „nachschauen".
- Die Familie informieren bzw. nach Möglichkeit mitmachen lassen.
- Nach innen spüren, Gefühle wahrnehmen und ernst nehmen.
- Ein hübsches Tagebuch besorgen – für Gedanken, Gefühle und Träume.

„Medienfasten" ist ein Gebot der heutigen Zeit – es ist ein „digitales Entschlacken".

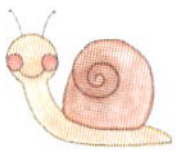

Wie fange ich an – wie lange faste ich – wie höre ich auf?

Wenn Sie sich für eine Fastenart entschieden, alle Vorbereitungen getroffen und sich motiviert haben, wenn Sie mit Fastenpartnern, in einer Gruppe oder doch alleine fasten, stellt sich die Frage: „Wie fange ich jetzt wirklich an?"

Sie beginnen mit den so genannten Ausleitungstagen:

- Zwei Tage vor dem „richtigen" Fasten verzichten Sie auf Fleisch, Wurstwaren, Alkohol und Kaffee. Nach Möglichkeit auch auf Hartkäse, Fisch und Eier.
- Gleichzeitig beginnen Sie mit der Einnahme des Birnbreis. 1–2 Kaffeelöffel morgens nüchtern und abends nach dem Zähneputzen 1 EL.
- Nehmen Sie täglich ein Fußbad, denn der Reinigungsprozess ist durch den Birnbrei bereits im Gang.
- Nehmen Sie den Flohsamen ein.
- Probieren Sie schon das eine oder andere Gewürz zum „Einstimmen".

Legen Sie die Fastendauer fest:

- Nehmen Sie sich eine realistische Zeitstrecke vor und spüren Sie gut nach.
- Nach den zwei Ausleitungstagen folgen idealerweise sechs Fastentage und zwei weitere Tage des „Abfastens".
- Egal wie viele Tage Sie letztlich fasten, den Birnbrei sollten Sie immer zehn Tage lang einnehmen, damit die Entgiftung gewährleistet ist.
- Saftfasten und Brotfasten sollten nicht länger als 2+6+2 Tage dauern, die anderen Fastenarten sind unbegrenzt möglich.

Nehmen Sie die Zeit des Abfastens ernst und halten Sie sich auch danach beim Essen und Trinken noch etwas zurück, um einem Jo-Jo-Effekt vorzubeugen.

Beenden Sie mit zwei Tagen des Abfastens:

- Die zwei Tage nach dem Fasten sind wie die zwei Tage vor dem Fasten:
- Verzichten Sie auf Fleisch, Wurstwaren, Alkohol und Kaffee, nach Möglichkeit auch auf Hartkäse, Fisch und Eier.
- Freuen Sie sich über die Erfahrungen und Erkenntnisse und seien Sie zufrieden mit sich.
- Den Birnbrei nehmen Sie noch mindestens zwei Tage ein.

Beim **Saftfasten** „bricht" man das Fasten mit einem Bratapfel oder einer Bratquitte und isst noch einige Tage „sanfte" Getreide- und Gemüsegerichte wie z. B. Gemüsesuppen, Dinkelnudel mit Gemüse oder Grießbrei mit Kompott.
Bei dieser Fastenart ist ein langsamer Umstieg auf Alltagskost besonders wichtig und Fett und tierische Produkte sollen nur nach und nach und recht sparsam eingesetzt werden.

Beim **Brot- und Reduktionsfasten** ist der Umstieg in die Alltagsküche etwas leichter, allerdings sollten die ersten zwei Tage nach dem Fasten mit einfachen Speisen und möglichst ohne tierisches Eiweiß sein. Dies wird Ihnen nicht schwerfallen, weil nach sechs Tagen Brotfasten jede andere Speise zum Hochgenuss wird.

Fasten-Einkaufsliste

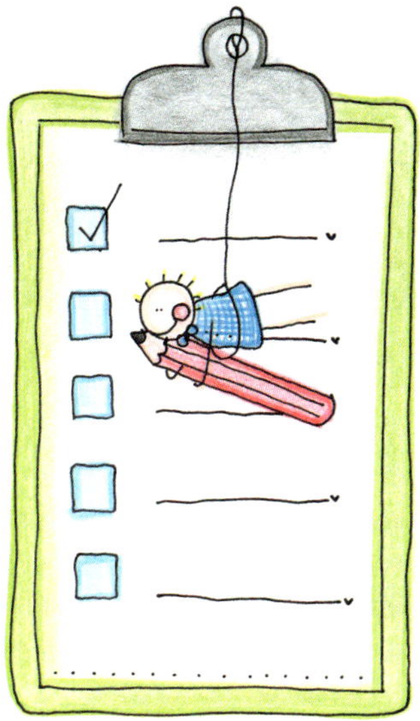

Je nachdem, für welche Fastenart Sie sich entscheiden, benötigen Sie unterschiedliche und auch unterschiedlich viele Lebens- und Hilfsmittel.
Einen Teil der angeführten Lebensmittel haben Sie vielleicht schon zuhause, einige Hilfsmittel benötigen Sie vielleicht nicht, weil es Ihnen beim Fasten gut geht, und einige andere besorgen Sie sich im Laufe der Woche je nach Bedarf.
Die Liste können Sie Ihren bisherigen Erfahrungen anpassen und nach Ihren Bedürfnissen kürzen und abändern.
Einige Mittel sind beim Essen, andere als Fastenhilfe erwähnt und manche deshalb doppelt.

Essen – Trinken	Anwendungsbereich
Beifuß	Verdauung anregen – in Gemüsebrühe
Bertrampulver	Bertramziehen und als Gewürz
Bertramwurzel	Verdauung anregen – zum Kauen
Birnbreipulver	Herstellung Birnbrei – zur Ausleitung
Birnen	Herstellung Birnbrei – zur Ausleitung
Dinkelgrieß	Fastensuppe
Dinkelkörner	Dinkel-Kopfsalat
Flohsamen	Verdauung
Galgantpulver	Fastensuppe und Salat – als Gewürz
Galgantwurzel	Kreislauf – zum Kauen
Gemüse	Fastenbrühe

Gewürznelken	Wasseransammlung – zum Kauen
Grüne Fenchelkörner	Tee, bei Mundgeruch zum Kauen
Honig	Herstellung Birnbrei, Herzwein, Maronihonig
Kopfsalat	Fastenspeise
Maronimehl	Herstellung Maronihonig
Maronihonig	Leber unterstützen und als Belohnung
Muskatnuss	Fastensuppe – Stimmung aufhellen
Petersilienhonigwein/ Herzwein	Kreislauf – gute Laune
Quendel	Fastensuppe – Hautreinigung
Selleriemischpulver	Gelenk- und Rückenschmerzen, essen
Sonnenblumenöl	Salatsauce
Süßholzwurzel	Verdauung – zum Kauen
Tee (Kräuter-)	Fastengetränk
Weinessig	Salatsauce

Fastenhilfen	Anwendungsbereich
Basenpulver	Fußbad – Vollbad
Bergkristall	Kristallwasser – Stoffwechsel
Betonikakissen	Einschlafhilfe
Chalzedon	Kristallwasser – Hormonausgleich
Chrysopras	Kristallwasser – Ausleitung
Dachsfell	Kreislauf anregen, Schlafhilfe
Dachssohlen	Kreislauf anregen, kalte Füße
Dinkelkissen	Entspannung
Edelkastanienholz	Stärkung – Kreislauf

Fastenheft	Gedanken und Gefühle aufschreiben
Frottee-Handtücher	Wickel
Fußwanne (Eimer)	Fußbad
Galgantwurzel	Kreislauf – zum Kauen
Goldtopas	Morgenmeditation
Indischer Blutjaspis	Segensstein – Schmerzstein
Maronihonig	Leber unterstützen und als Belohnung
Massagehandschuh	Körperpflege
Meersalz	Fußbäder
Musik, CDs	Entspannung
Onyx	Traurigkeit
Quittentabs	Bei Rheuma- und Gelenkschmerzen
Petersilienhonigwein/ Herzwein	Kreislauf
„Sanfte" Literatur	Bewirkt positive Gedanken
Selleriemischpulver	Schmerz lindern
Smaragd	Kraft, Energie
Wärmeflasche	Wohlbefinden

Die Seitenangaben für Zubereitung und Anwendung der einzelnen Lebens- bzw. Heilmittel finden Sie über das Register am Ende des Buches.

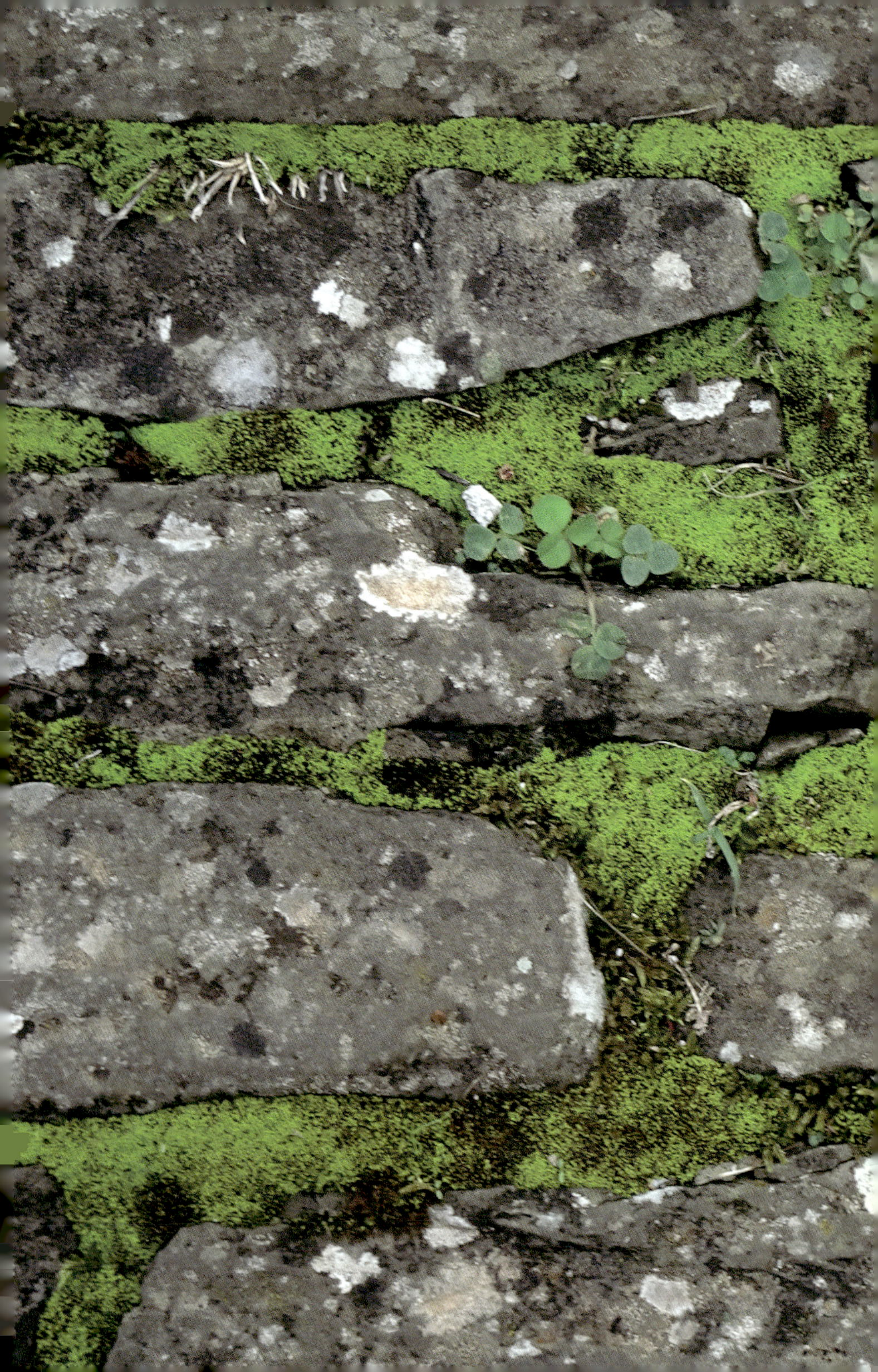

Rahmenbedingungen und Begleitmaßnahmen

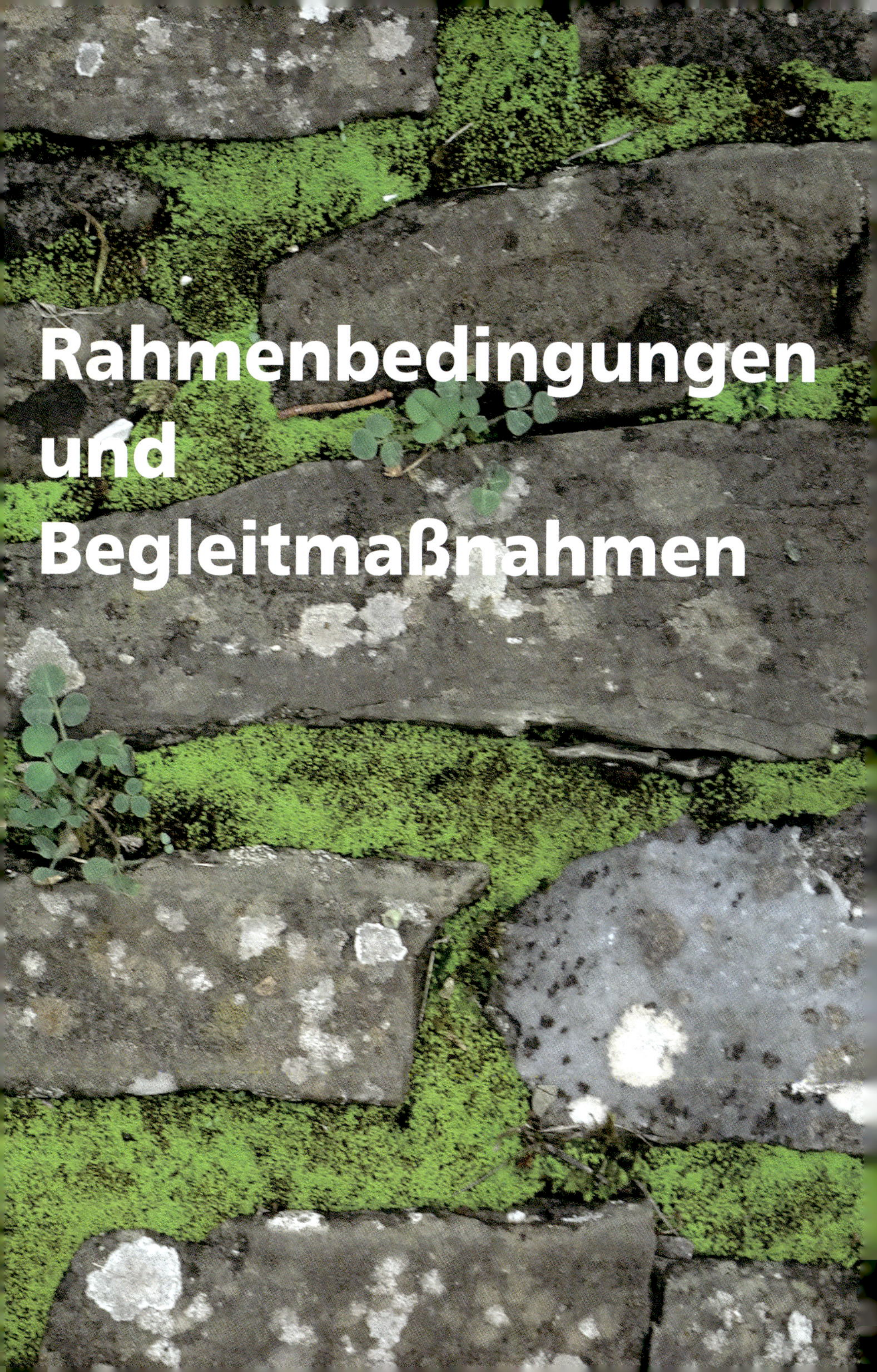

Der ideale Fastentag

Die hier vorgestellten Begleitmaßnahmen gelten für alle Fastenarten.

Die meisten von uns haben einen straffen Tagesplan und dieser sollte in der Fastenwoche gelockert werden, damit Raum und Zeit entstehen können und wir besser ins Spüren kommen und bemerken, was uns wirklich guttut. Das gelingt am besten, indem wir am Morgen eine halbe Stunde früher aufstehen, als wir müssten. Dieses „Zeitpolster" begleitet uns durch den Tag und sorgt für innere Ruhe und Gelassenheit. Die angegebenen Begleitmaßnahmen lassen sich wahrscheinlich nicht alle an jedem Tag verwirklichen, sollen aber zumindest angeregt werden.
Der ideale Fastentag beginnt also früher als gewohnt und beinhaltet nachfolgende Punkte, wobei Sie die Reihenfolge von Meditation, Dusche und Massage nach Ihren Bedürfnissen abwandeln dürfen.

Leichte Morgengymnastik
Genussvolles Dehnen und Strecken im Bett beendet auf sanfte Art den Schlaf. Füße in die Höhe heben und Rad fahren bringt den Kreislauf in Schwung. Dieses „Luftradeln" beugt Krampfadern vor und sorgt für eine gewisse Leichtfüßigkeit während des Tages. Erst danach gehen Sie zur Toilette.
Im Badezimmer oder auf dem Nachttisch steht die morgendliche Portion Birnbrei. (Am Vorabend herrichten, damit der Brei Zimmertemperatur hat.)

Einnahme von Birnbrei
1–2 Kaffeelöffel Birnbrei einnehmen und die Zähne noch nicht putzen, damit der Birnbrei seine Wirkung über die Schleimhaut optimal entfalten kann. Danach legen Sie sich für einige Minuten zurück ins Bett und machen eine leichte Darmmassage, indem Sie die Hän-

de im Uhrzeigersinn rund um den Bauchnabel bewegen, ohne fest zu drücken. Stellen Sie sich vor, wie weich und geschmeidig Ihr Darm wird und wie er alles Belastende loslässt.

Beachten Sie die Hinweise zur Vorbereitung auf das Fasten auf Seite 116.

Goldtopas-Morgenmeditation

Der Goldtopas gilt als Segensstein und hat nach Hildegard besondere Kräfte. Er wird während der Meditation bzw. während des Gebets auf das Herz gelegt. Hildegard empfiehlt, Gott jeden Morgen nach dem Erwachen um seinen Segen zu bitten. Wer keinen Stein hat bzw. auch keinen verwenden möchte, der betet, dankt oder meditiert nach eigenem Gutdünken. Es reicht auch, die Hand ohne Goldtopas auf das Herz zu legen.
Sie können auch einen positiven Gedanken für den neuen Tag fassen, ein Gebet sprechen oder ein Hildegardzitat wirken lassen (siehe Seite 168ff.).

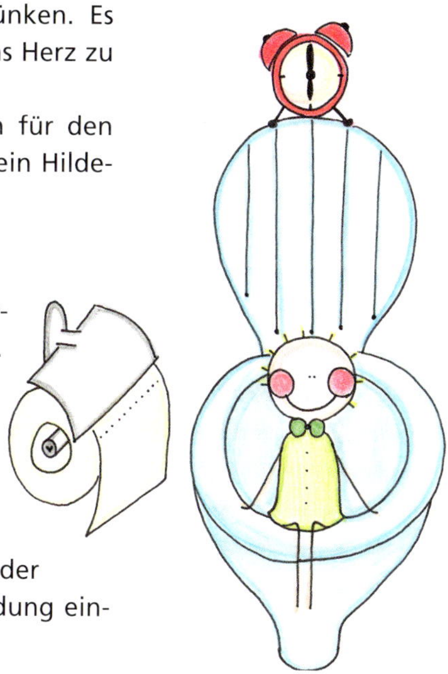

Darmtraining

Bei zu langsamer oder „hart-näckiger" Verdauung kann man den Darm „trainieren". Setzen Sie sich dazu möglichst immer zur gleichen Zeit (zwischen 6 und 7 Uhr) auf die Toilette und spannen bzw. entspannen Sie abwechselnd Ihren Schließmuskel so, als ob Sie „müssten". Dieser Zeitraum ist deshalb wichtig, weil nach unserer inneren Organuhr der Darm um diese Zeit am besten auf Ausscheidung eingestellt ist (zur Organuhr siehe Seite 133).

Morgendusche

Die morgendliche Dusche kann zu einem besonderen Ritual werden, das Sie auch nach der Fastenzeit nicht mehr missen möchten. Sie kann neben der körperlichen Reinigung zu einer inneren Besänftigung und Klarheit beitragen. Stellen Sie sich vor, wie Sie dem Wasser alles Belastende und Bedrückende mitgeben und einfach wegwaschen. Ihre Sorgen fließen mit dem Wasser ab und Sie gehen frisch und unbelastet in den Tag.

Wasser ist das weibliche, weiche und reinigendste der vier Elementen und die Wechseldusche regt den Kreislauf an.

Am besten beginnen Sie beim rechten Fuß und führen den warmen Wasserstrahl bis zur Kniehöhe; dasselbe machen Sie mit dem linken Bein. Dann führen Sie den Wasserstrahl vom rechten Knie bis zur rechten Hüfte und anschließend vom linken Knie bis zur linken Hüfte. Als Nächstes kommen, von den Fingern ausgehend, die Arme an die Reihe, zuerst der rechte Arm, dann der linke Arm. Dann erst duschen Sie Brust, Bauch, Rücken und Po. Nach diesem Durchgang mit Warmwasser wiederholen Sie den Duschvorgang in derselben Reihenfolge mit kaltem Wasser, mit Ausnahme des Rückens. Diesen ***nicht*** kalt duschen! Den Warm-Kalt-Wechsel können Sie 2–3 Mal wiederholen, Sie sollten aber gerade im Winter darauf achten, nicht auszukühlen.

Bürstenmassage zur Anregung der Verdauung

Wenn die Verdauung nicht auf Anhieb wunschgemäß klappt, ist es am besten, sich in Geduld und Vertrauen zu üben und auf jeden Fall den Flohsamen einzunehmen.

Für die Massage am besten nach der Meditation im Bett liegen bleiben oder sich auf den Teppich legen. Die Beine anwinkeln und die Außenseite der Oberschenkel mit einer weichen Sisalbürste oder mit den Fingerknöcheln Ihrer Fäuste massieren. Bei den Knien beginnen und in kreisenden Bewegungen bis zu den Hüftgelenken von außen nach innen massieren. So stimulieren Sie die Akupunkturpunkte, welche die Verdauung anregen.

Spiegelbild

Schauen Sie täglich in den Spiegel und „beobachten" Sie Ihre Haut, Ihre Augen, Ihre Ausstrahlung und die Veränderung, die nach und nach sichtbar wird.

Hautpflege

Die Haut ist unser größtes Ausscheidungsorgan und sollte daher gerade in einer Fastenzeit besonders aufmerksam gepflegt werden. Neben viel frischer Luft, Wasser und Bürstenmassagen halten Hautcremen und Öle die Haut geschmeidig und gesund.

Flohsamen

Flohsamen entgiften (zusätzlich zum Birnbrei) über den Darm und sind gerade bei Darmträgheit besonders wichtig. Am besten gleich am Morgen 1 Kaffeelöffel Flohsamen in 50 ml warmem Wasser für ca. 10 Minuten einweichen und trinken bzw. schlucken. Dazu ein Glas Tee trinken, damit die Samen im Darm gut quellen und wirken können.

Die kurze Quellzeit macht das Trinken angenehmer, weil die Flohsamen nicht so „glibberig" sind.

Herzwein

Der Herzwein stärkt den Kreislauf und sollte mindestens drei Mal täglich eingenommen werden, *damit* der Kreislauf stabil bleibt. Wer so lange wartet, *bis* der Kreislauf zusammensackt, und dann erst den Herzwein trinkt, tut sich und seinem Körper nichts Gutes. Wer keinen Herzwein mag, kann sich behelfen, indem er das Elixier mit Traubensaft zubereitet.

Maronihonig

Die Leber entgiftet während des Fastens und wird dadurch sehr strapaziert. Der Maronihonig stärkt die Leber und hilft bei Traurigkeit. Ein Kaffeelöffel pro Tag ist als Fastenbelohnung erlaubt. Mehr versüßt zwar das Fasten, führt aber am Sinn des Fastens vorbei.

Bei Ärger und Traurigkeit ist die Leber immer mitbetroffen.

Bewegung

Wenn es die Zeit zulässt, machen Sie am besten schon nach dem Frühstück einen Spaziergang oder ansonsten im Laufe des Tages. Auch jede andere Art von Bewe-

Frische Luft hilft bei der Fettverbrennung und Neutralisierung von Säuren.

gung ist sinnvoll, solange Sie sich dabei wohlfühlen und nicht das Gefühl haben, dass es Sie zu sehr anstrengt.

Muße

Unsere Einstellung zur Arbeit ist entscheidend und alles, was wir mit Freude und Achtsamkeit tun, wird zur Bereicherung.

Nehmen Sie sich Zeit für die Dinge, die ansonsten zu kurz kommen: tagträumen, lesen, bewusst Musik hören, Fotos anschauen, in Erinnerungen schwelgen. Wenn Sie dafür keine Zeit haben, verrichten Sie die notwendigen Arbeiten ganz bewusst, gemächlich und mit Freude.

Mittagsruhe

Nach dem Mittagessen ist ein kurzer Mittagsschlaf Pflicht. Er sollte allerdings nicht länger als 20 Minuten dauern, da nach Hildegard sonst die Körpersäfte durcheinandergeraten und Sie nicht erholt, sondern gerädert sind. Heute wissen wir, dass nach 20 Minuten Schlaf das Hormon Serotonin in Melatonin umgewandelt wird. Melatonin sorgt für einen guten Schlaf, was in der Nacht durchaus erwünscht, untertags aber lästig ist.

Wer sich während des Fastens erschöpft und müde fühlt, kann durchaus einen ganzen Nachmittag verschlafen – dann hat der Körper Nachholbedarf und fordert so sein Recht ein.

Das Schlafen zu Mittag kann man trainieren, indem man sich entspannt auf den Rücken legt, die Hände „einen Platz suchen" lässt und tief ein- und ausatmet. Stellen Sie sich dabei eines Ihrer Lieblingsmotive vor, z. B. ein Feld voller Sonnenblumen, eine glitzernde Winterlandschaft oder eine wohltuende Szene aus dem Urlaub. Lassen Sie dieses Bild auf sich wirken und genießen Sie das Gleiten in einen leichten Schlaf. Damit Sie nicht verschlafen, stellen Sie sich am besten einen Wecker oder lassen Sie sich von einem Familienangehörigen wecken. Während des Mittagschlafs können sie den Leberwickel machen.

Leberwickel

Der Leberwickel ist beim Fasten unumgänglich, denn er unterstützt die Leber bei ihren Entgiftungsaufgaben. Am besten legen Sie sich auf ein großes Badetuch und geben Sie ein kleines Frottee-Handtuch, das Sie in hei-

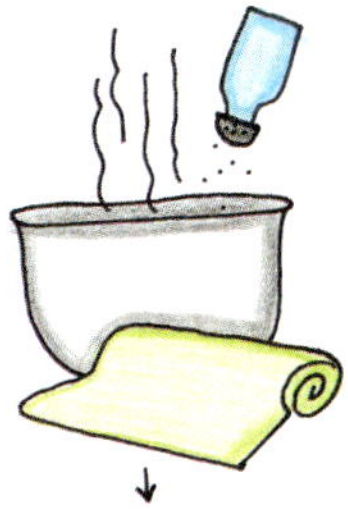

ßes Wasser getaucht und gut ausgewunden haben, auf den rechten Oberbauch. Wer sich die Zeit nimmt, kann in das heiße Wasser einen Löffel Salz oder Basenpulver geben. Dadurch wird das Wasser basisch und der Wickel intensiver. Darüber legen Sie eine warme Bettflasche, damit der Wickel lange warm hält, und dann „wickeln" Sie das Badetuch fest um den Körper. Mit einer Decke gut zudecken und eine halbe Stunde ruhen. Der Wickel darf nicht auskühlen. Wer mittags keine Zeit für einen Wickel hat, kann ihn auch am späteren Nachmittag oder beim Schlafengehen nachholen. Dann aber darauf achten, dass Sie das nasse Tuch rechtzeitig vor dem Schlafen entfernen.

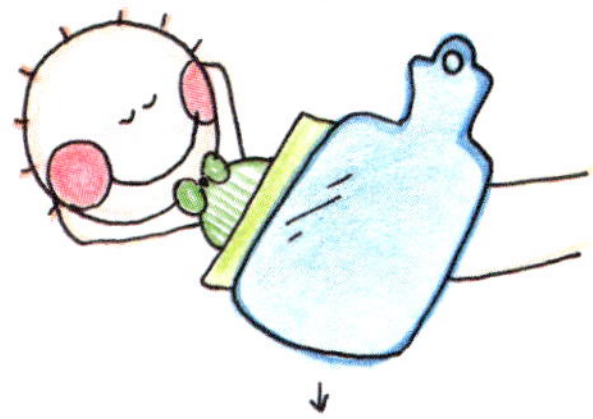

Nachmittagsspaziergang

Gönnen Sie sich auch am Nachmittag Bewegung in der frischen Luft. Wer gerne alleine ist, wird dies genießen, und wer die Unterstützung und den Zuspruch anderer braucht, verabredet sich mit einem Fastenpartner. Die Art der Bewegung hängt von Ihrem Naturell und Ihrem Wohlbefinden ab. Es kann gemütliches Spazieren, flottes Gehen oder auch Joggen sein.

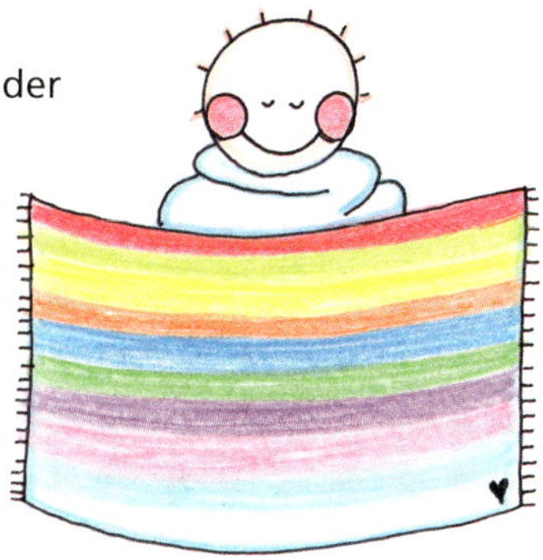

Sport

Natürlich sind auch andere Sportarten wie Radfahren oder Schwimmen und sonstige Aktivitäten wie Yoga, Tai-Chi usw. möglich. Wenn Sie all dies bewusst und achtsam machen, spüren Sie Ihre Leistungsgrenze und wie sich diese von Tag zu Tag verändert. Lenken Sie dabei Ihre Aufmerksamkeit auf Ihr echtes Bedürfnis und nicht auf die Leistung.

Fußbad

Das tägliche Fußbad hilft dem Körper zu entgiften und zu entschlacken und ist sehr wichtig. Geben Sie einen

Das Salz bzw. Basenpulver verändert den pH-Wert des Wassers und fördert das Entsäuern. Das Abwischen verstärkt diesen Effekt.

Esslöffel Salz oder Basenpulver in eine Fußwanne oder einen Kübel warmen Wassers und baden Sie Ihre Füße mindestens 20 Minuten darin. Am besten zwischendurch immer wieder mit einem Waschlappen über die Füße und die Fußsohlen wischen. Anschließend die Füße gut abtrocknen und etwaige Hornhaut abreiben.

Gespräche und freudvolle Aktivitäten

„Beim Hören eines Liedes pflegt der Mensch manchmal tief zu atmen und zu seufzen. Das erinnert den Propheten daran, dass die Seele der himmlischen Harmonie entstammt." (Hildegard von Bingen)

Wer während des Fastens auf Fernsehen und Computer verzichtet, findet am Abend genügend Zeit für Gespräche mit Familienangehörigen oder mit Fastenpartnern. Auch Aktivitäten wie Singen, Spielen oder Meditieren, die im Alltag meist zu kurz kommen, können während der Fastenzeit wieder aktiviert werden. Tanzen und Musizieren während des Fastens führen Geist und Seele zusammen, während Malen die Seele beflügelt und den Geist stärkt.

Abendmeditation

Nutzen Sie Hildegardzitate (siehe Seite 168ff.) oder CDs für eine Meditation. Achten Sie auf Ihren Atem und lassen Sie sich von ihm innerlich aufrichten und erfüllen.
Bedanken Sie sich ganz bewusst bei Ihrem Körper, indem Sie Ihre Hände auf die einzelnen Organe legen, sich diese gedanklich vorstellen und in sie hineinspüren.

Einnahme des Birnbreis

Als letzte Begleitmaßnahme des Tages gibt es wieder 1–2 Kaffeelöffel Birnbrei, und zwar *nach* dem Zähneputzen.
Diese Regel, den Birnbrei nach dem Zähneputzen einzunehmen, wird oft hinterfragt. Warum ist das so?
Jede Nahrungsaufnahme führt zu einem Säureanfall (pH-Abfall) im Mund, auch bei Süßspeisen). Der Zahnschmelz ist in saurem Milieu weniger hart und es dauert 30 bis 45 Minuten, bis der Speichel den pH-Wert

wieder in den Normalwert puffert. Dieser Prozess kann durch Mundausspülen oder durch das Kauen von Fenchel beschleunigt werden.

Ungeputzte bzw. einige Stunden nicht geputzte Zähne sind säureanfälliger als frisch geputzte. Es wäre also wichtig, *vor* den Mahlzeiten – vor allem vor Süßigkeiten –, die Zähne zu putzen. Ansonsten sollten wir *nach* dem Essen 45 Minuten warten bis zum Zähneputzen, weil sonst die Zahnbürste den Zahnschmelz schädigt.

Wenn wir am Morgen die Rituale einhalten, dauert es die geforderten 30 bis 45 Minuten *bis* zum Zähneputzen und am Abend putzen wir *vor* der Mahlzeit.

Der Birnbrei sollte täglich die erste und die letzte „Information" an unseren Körper sein. Wenn der Tag trotz guter Vorsätze zu schnell vergangen ist und Sie keine Zeit hatten, alle Begleitmaßnahmen zu setzen, so sind die Einnahme des Birnbreis, das Fußbad und der Leberwickel unbedingt Pflicht, damit die körperliche Reinigung gewährleistet ist.

Die Organuhr spielt in der Traditionellen Chinesischen Medizin eine große Rolle und soll hier zum besseren Verständnis erwähnt werden:

01-03 Uhr: Leber
03–05 Uhr: Lunge
05–07 Uhr: Dickdarm
07–09 Uhr: Magen
09–11 Uhr: Milz
11–13 Uhr: Herz
13–15 Uhr: Dünndarm
15–17 Uhr: Harnblase
17–19 Uhr: Niere
19–21 Uhr: Herzbeutel
21–23 Uhr: „Dreifacher Erwärmer" (nicht fest lokalisierbar, insgesamt beziehbar auf Brustkorb, Bauchhöhle und Schamgegend)
23–01 Uhr: Gallenblase

Begleitmaßnahmen

Diese Tipps gelten für alle Fastenarten.

Wer genügend Zeit hat, seine Erfahrungen erweitern und das Interesse an der Hildegardlehre vertiefen möchte, kann den Fastenprozess durch weitere Begleitmaßnahmen unterstützen. Die angeführten Mittel und Anwendungen sind als Ergänzung und Anregung gedacht und sollten Sie nicht unter Druck setzen. Stellen Sie **nach eigenem Gutdünken**, zeitlichen Möglichkeiten und persönlichen Vorlieben die Begleitmaßnahmen zusammen und denken Sie daran, dass die Freude dabei am wichtigsten ist. Spielen Sie mit einem Stück Maroniholz, um Ihre Viriditas zu stärken, nehmen Sie den gelöschten Wein, wenn Sie sich geärgert haben, oder probieren Sie das Bertramziehen.

Fastentagebuch

Während des Fastens tauchen oft vergessen geglaubte Gedanken und Themen auf. Gefühle können sich zeigen und in **Träumen verarbeiten** wir nochmals, was nicht ganz erledigt ist. Oft hilft es, wenn man mit einer Vertrauensperson darüber sprechen kann. Immer aber ist es hilfreich, wenn man den eigenen Gedanken „Aus-Druck" verleiht, indem man sie niederschreibt. Indem wir uns „ausdrücken", ordnen sich unsere **Gedanken**; sie lassen sich zu Papier bringen und werden dadurch klarer. Unsere **Gefühle** werden sichtbar und unsere Ängste greifbar. Wer regelmäßig ein Fastentagebuch führt, kann im Laufe der Jahre nachlesen, was sich alles verändert hat und wie man sich selbst „entwickelt" hat.

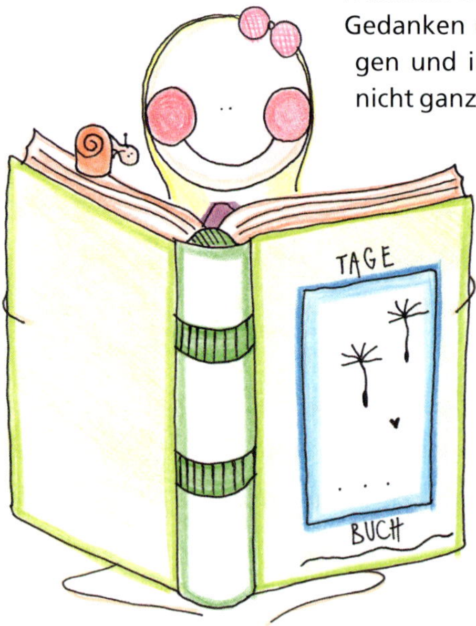

Mundspülen mit Kristallwasser

Nach dem Aufstehen (vor dem Birnbrei) einen Schluck Kristallwasser (siehe Seite 110) in den Mund nehmen, etwa 3 bis 5 Minuten lang durch die Zähne ziehen und das Wasser anschließend ausspucken. Dann nochmals einen Schluck Kristallwasser nehmen und das Zahnfleisch mit einer weichen Zahnbürste massieren. Dieses **„Zahn-Kneippen"** bewirkt schöne und kräftige Zähne und ein hartes Zahnbein. Es ist natürlich nicht auf die Fastenzeit beschränkt.

Bertramziehen

Eine andere wirkungsvolle **Reinigungsmaßnahme,** auch außerhalb der Fastenzeit, ist das Bertramziehen. Am Morgen gleich nach dem Aufstehen den Mund ausspülen und eine Messerspitze Bertrampulver einspeicheln, 3 bis 5 Minuten lang durch die Zähne ziehen und anschließend ausspucken. Den Mund nochmals ausspülen und am besten erst 15 Minuten später die Zähne putzen. Während der Fastenzeit kann es im Laufe des Tages gemacht werden, um den unangenehmen Mundgeruch zu beseitigen, der häufig durch die Entgiftung auftritt, die im Körper beim Fasten stattfindet.

Das Bertramziehen beseitigt nach Hildegard den „Schleim" im Kopf und hilft vor allem bei Erkältungskrankheiten und Verschleimungen im Hals-Nasen-Bereich.

Fenchelkörner / Fencheltabletten

Fenchelkörner bzw. Fencheltabletten (Fenchelpresslinge) helfen generell bei Mundgeruch, der durch eine schlechte Verdauung bedingt ist. Am Morgen nüchtern und auch untertags immer wieder Fenchelkörner (z. B. vom Fencheltee) kauen bzw. Fencheltabletten im Mund zergehen lassen.

Beim Fasten kommt es durch den Reinigungsprozess häufig zu **Mundgeruch**, der durch Fenchel gelindert wird.

Fenchel ist auch ein Heilmittel bei beginnender Sehschwäche.

Salbei

Salbei räumt mit allen schlechten Säften auf, mildert **Mundgeruch** und stärkt den Magen. Ein frisches Blatt kauen oder Tee zubereiten und über den Tag verteilt trinken.

Galgant

Galgant hilft innerhalb weniger Minuten bei **Kreislauf- und Herzproblemen**, bei Müdigkeit und Verdauungsbeschwerden. Er bewirkt zudem eine gute **Durchblutung** und bringt rasch Wärme und Wohlbefinden. Immer wieder ein Stück Galgantwurzel kauen *oder* 5–10 Galganttropfen einnehmen.

Kubebe

Die Kubebe ist für Fastende, die vom Rauchen loskommen möchten, sehr zu empfehlen.

Kubeben helfen bei **Stress, Hormonschwankungen** und **nervlicher Anspannung.** Alle drei Kriterien treffen in der Fastenzeit zu und das Kauen von 1–2 Körnern (3 Mal täglich) hilft und gibt zudem einen angenehm frischen Atem.

Süßholzwurzel

Sie hilft bei **Verstopfung**, fördert die **Verdauung** und wirkt zudem positiv auf die Stimmung. Bei Bedarf ein Stück Süßholzwurzel kauen.

Flohsamenwein

Nicht jeder Mensch reagiert auf dieselben Mittel gleich, und deshalb ist es sinnvoll, die verschiedenen Wurzeln und Mittel auszuprobieren, um das Richtige für sich zu finden.

Der Flohsamenwein gilt als **Frohmacher**, fördert die **Verdauung,** lockert die **Psyche** und hilft **bei Hautleiden, Allergien und Gürtelrosen**, zudem wirkt er beruhigend. Drei Mal täglich einen Schluck warm vor dem Essen trinken. Den Wein am besten in ein kleines, heiß ausgespültes Glas geben – so wird er am einfachsten „gewärmt“.

Gelöschter Wein
Bei **Kreislaufproblemen** und bei **Schlafstörungen** den gelöschten Wein einsetzen. Er hilft zudem bei erhöhtem **Blutdruck, Kopfbrummen, Zorn** und Verstimmungen und hilft rasch und zuverlässig.

Edelkastanienholz-Handmassage
Frucht, Blätter und Holz der Edelkastanie sind nach Hildegard kräftigend und so hilft das Edelkastanienholz bei **Kreislaufschwäche**, wenn man es mehrmals täglich einige Minuten lang in den Händen hält und damit spielt.

Kastanien bzw. Maroni werden bei Hildegard auch als wertvolles Lebensmittel eingesetzt.

Betonikakrautkissen
Das Betonikakrautkissen hilft bei **Angstträumen** und beruhigt die Gedanken.
100 g Trockenkraut in ein kleines Schlummerkissen füllen und aufs Kopfkissen legen.

Rosenöl
Das Rosenöl ist immer eine Mischung aus Rosenöl und viel Olivenöl und hat eine schmerzlindernde Wirkung. Es hilft bei **Rheuma- und Gliederschmerzen,** bei **Wadenkrämpfen** und bei **kalten Füßen.**
Die schmerzende Stelle bei Bedarf gut mit Rosen-Olivenöl massieren bzw. Rosen-Olivenöl-Wickel machen.

Riechen Sie gelegentlich am Rosenöl, das erfreut das Herz. Auch der Duft von Lilien erfreut nach Hildegard das Herz und bereitet zudem gute Gedanken.

Rosenriechpulver
Das Rosenriechpulver beruhigt in **Stress-Situationen**. *„Wer zornig ist, nehme Rosen und weniger Salbei und rieche daran, wenn der Zorn aufsteigt, denn der Salbei tröstet und die Rose erfreut“*, sagt Hildegard von Bingen.
Rosenblütenblätter und Salbeiblätter trocknen und pulverisieren. Dieses Riechpulver in einem kleinen

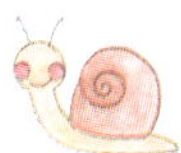

Duftkissen oder in einer kleinen Dose bei sich tragen und bei Ärger oder in Stress-Situationen immer wieder daran riechen.

Wermutcreme

Die Wermutcreme hilft besonders bei **rheumatischen Beschwerden**, die am Beginn des Fastens verstärkt auftreten können.
2–3 Mal pro Tag Wermutcreme auf die schmerzende Stelle auftragen und gut einreiben. Am besten eine Zeit lang vor einer Wärmequelle (z. B. Rotlampe oder Föhn) sitzen bleiben, damit die Creme möglichst tief ins Gewebe eindringen kann.

Selleriemischpulver

Dieses Pulver hilft bei **Glieder- und Rheumaschmerzen** sowie bei **Harnsäuregicht**, die während der Fastenzeit auftreten können. Mindestens 3 Mal täglich einen Teelöffel des Pulvers auf einem Stück Brot essen, bei Bedarf auch öfter.

Quittentabs

Bei Übersäuerung und daraus resultierenden **Muskel- und Gliederschmerzen** lindern Quittentabs die Schmerzen. 3–5 Mal täglich 5 Tabs im Mund zergehen lassen.

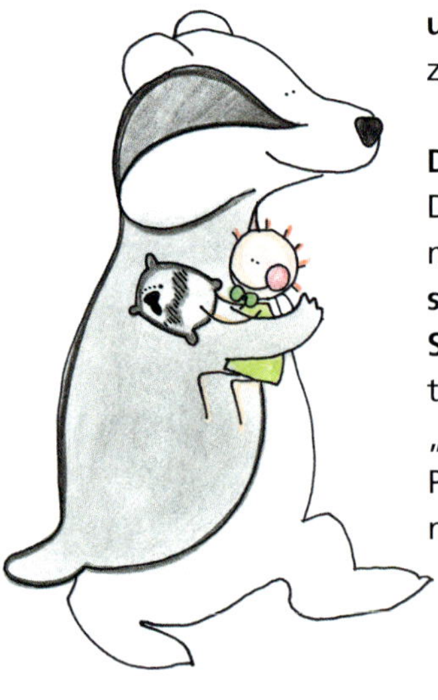

Dachsfell

Dachsfell sorgt für eine gute Durchblutung und gleichmäßige Wärme. Es hilft bei **Nieren-** und bei **Rückenschmerzen, Durchblutungsstörungen** und **körperlicher Schwäche**. Schlafen Sie direkt auf einem Fell oder tragen Sie einen Fellgürtel. Wem das Fell anfangs zu „kratzig" ist, der kann es übergangsweise in einen Polsterbezug stecken und sich langsam an diese Mikromassage gewöhnen.

Auch Schuheinlagen aus Dachsfell fördern die Gesundheit, helfen bei Rückenschmerzen und verschiedenen Fußproblemen. Wer ständig kalte Füße hat, schafft mit Dachssohlen garantiert Abhilfe.

Leinsamenwickel

Leinsamen wird bei Hildegard **nur äußerlich angewendet**, da er dem Darm Kalzium und Vitamine entzieht. Zur inneren Anwendung nehmen wir daher Flohsamen. Als Wickel hingegen ist der Leinsamen sehr wertvoll, denn er **leitet Körpergifte aus** und regt die Verdauung an.

Leinsamengel: 100 g Leinsamen und ca. 600 ml Wasser zu einem zähen, dicken Brei kochen.

Warmen Leinsamenbrei auf die Hälfte eines Geschirrtuchs oder eines alten Leinentuchs streichen, mit der zweiten Hälfte abdecken und auf die Gürtelzone legen. Den Wickel mit einer Bettflasche warm halten, sich fest in ein Badetuch „wickeln" und eine halbe Stunde ruhen.

Sauna

Hildegard empfahl schon zu ihrer Zeit den regelmäßigen Besuch in der Sauna.

Durch das Schwitzen werden die Säuren und Gifte besser ausgeleitet und die Wärme schenkt dem Körper ein wohliges Gefühl.

Die Erfahrung hat gezeigt, dass Sauna und Massagen Schmerzen vorbeugen oder zumindest stark lindern.

Massagen

Mit Massagen tun Sie sich und Ihrer Seele gleichzeitig etwas Gutes, denn die körperlichen Schmerzen lassen nach und mit den Streicheleinheiten verwöhnen Sie sich selbst.

Lymphdrainagen entstauen das Gewebe, Fußreflexzonenmassagen regen die Organe und somit die Entgiftung an, klassische Massagen lösen Muskelverspannungen und beschleunigen den Entsäuerungsprozess.

Die Zubereitung von Kristallwasser finden Sie auf Seite 110.

Edelsteine

Steine schwingen in bestimmten Frequenzen. Dadurch wirken sie auf unsere Körperzellen und beeinflussen so unsere Stimmung. Zudem sind winzige Mengen von Mineralstoffen in ihnen enthalten. Durch das Tragen von Steinen, durch Lutschen oder durch das Trinken von Steinwasser können diese Schwingungen wirken und außerdem gelangen millionstel Gramm dieser Stoffe in unseren Körper und tragen so zur Regulierung des Stoffwechsels, zur Regeneration von Körperzellen und zum Stimmungsausgleich bei.

Stimmungen wie Zorn, Traurigkeit oder Angst produzieren Hormone und Botenstoffe im Blut, die unsere Gesundheit beeinflussen. Sie können auch unsere Körperzellen in Spannung versetzen, unser Herz rasen lassen oder unseren Magen verkrampfen. Steine helfen hier, indem sie z. B. Angst mildern, Trauer mäßigen oder Zorn besänftigen – und somit die körperlichen Auswirkungen dieser „Zustände" vermindern oder verhindern.

Bergkristall

Bergkristall beim Meditieren in der Hand halten oder auf den Scheitel legen.

Er reguliert den **Stoffwechsel** und wirkt ausgleichend bei Über- oder Unterfunktion der **Schilddrüse**. Zudem ist er ein wunderbarer **Meditationsstein**, der zu einem klaren Verstand und somit zu guten Entscheidungen führt. **Bergkristallwasser** während der Fastenzeit unterstützt den Stoffwechsel und harmonisiert die Schilddrüse.

Chalzedon

Dieser hübsche, hellblaue Stein gleicht **Stimmungsschwankungen** aus, die ja häufig durch **Hormonschwankungen** ausgelöst werden und beim Fasten gerne auftreten. Er hilft bei **Stress und Zorn**, im **Klimakterium** und in der **Pubertät,** da in diesen Lebensphasen die Hormone stark schwanken und die Stimmung besonders beeinflussen. Am besten einen Chalzedon als

Kette oder Armband auf der Haut tragen, an einem Stein lutschen oder täglich **Chalzedonwasser** trinken. In der Fastenzeit gleicht er die Stimmungsschwankungen aus und reguliert den Hormonhaushalt.

Chrysopras

Der Chrysopras beruhigt, besänftigt und bringt tiefe Meditation. Als „grüner" Stein stärkt er unsere Viriditas, die Lebenskraft, ganz besonders. Bei **Gicht** und bei **Rheuma**, die immer mit **Schmerzen** verbunden sind, hilft er als Schmerzstein und bei Zorn nennt Hildegard seine Wirkung als besänftigend. Rücken- und Gliederschmerzen beim Fasten kommen von einem so genannten „Säureschub" und entsprechen den Rheumaschmerzen.

Die Wechselwirkung von Zorn und Rheuma wird bei Hildegard immer wieder beschrieben.

Chrysopraswasser kann und soll während der Fastenzeit eingesetzt werden, denn es hilft, die toxischen Stoffe auszuleiten und schmerzfrei zu werden.

Heliotrop = Indischer Blutjaspis

Das Multitalent unter den Steinen ist der Jaspis. Er ist ein **Segens- und Schmerzstein**, hilft bei Ängsten und gegen **Alpträume** und sorgt für einen ruhigen, erholsamen **Schlaf.** Eine Jaspisscheibe unter dem Kopfkissen, ein Stein als Handschmeichler oder eine Jaspiskette um den Hals helfen bei Ängsten, Kummer und Sorgen. Bei **Gliederschmerzen,** die durchs Fasten auftreten, eine Scheibe so lange auf die schmerzende Stelle legen, bis sie warm wird. Dann auskühlen lassen und erneut auflegen. Diese Prozedur so lange wiederholen, bis die Schmerzen weniger werden und letztlich weichen.

Der Jaspis wirkt als Schmerzstein vor allem bei Gicht und Rheuma, aber auch bei Bandscheibenproblemen und Ischias sowie bei Regelschmerzen.

Onyx

Einerseits löst Onyx die **Trauer** und andererseits bringt er sie zum Fließen, wenn beim Fasten alte Themen auftauchen, die verhärtet oder unter Verschluss waren.

Den Stein in der Hand halten, als Kette oder Armband auf der Haut tragen und ihn immer wieder anschauen; Gefühle und Gedanken, die dabei auftauchen, zulassen.

Smaragd
Dieser grüne Stein hilft bei **Kopfschmerzen** und **Schwächezuständen**. Wie alle grünen Steine verfügt er über besondere Grünkraft, die so genannte „Viriditas“ (siehe Seite 215). Bei Beschwerden und Schwächegefühl den Stein anhauchen und über Stirn und Schläfen streichen, bis er trocken ist, und ihn dann für eine kleine Weile in den Mund nehmen. Zudem gibt er Kraft und Energie, wenn man ihn über Nacht in den Bauchnabel legt und mit einem Pflaster fixiert.

Steine immer wieder einige Minuten unter fließendem Wasser reinigen und für einige Stunden an die Sonne legen, damit sie ihre volle Kraft bewahren.

Aderlass

Der Aderlass ist eine alte und sehr effektive Heilmethode. Er kann bei hohem Blutdruck helfen, bei sämtlichen Beschwerden, die mit Verschlackung in Zusammenhang stehen, und er gleicht hormonelle Beschwerden aus. Er hilft auch bei Haarausfall, der häufig hormonell bedingte Ursachen hat. Zudem unterstützt er den Heilungsprozess bei rheumatischen Erkrankungen und auch überhöhte Cholesterinwerte werden bei einem Aderlass deutlich gesenkt.
Beim Aderlass wird dem Körper auf sanfte Weise Blut entnommen. Dadurch wird er von Schlacken befreit, die er normalerweise nur sehr mühsam abbauen kann. Auch wenn die Methode sanft ist, ist der Reinigungsprozess für den Körper doch eine Herausforderung. Deshalb soll **während der Einnahme von Birnbrei *kein* Aderlass** vorgenommen werden.

Der Aderlass ist für Fastenerfahrene eine ideale zusätzliche Entgiftungsmöglichkeit beim ersten Vollmond *vor* oder *nach* der Fastenzeit.

Hildegard gibt sehr genaue Anweisungen, wie ein Aderlass zu erfolgen hat:
Man soll bei abnehmendem Mond zur Ader lassen, und zwar nur die ersten sechs Tage ab Vollmond. Der Aderlass darf nur in absolut nüchternem Zustand gemacht werden. Auch das Zähneputzen ist verboten, denn die Pfefferminze der Zahnpasta würde den Säftehaushalt beeinflussen. Es ist wichtig, dass die „guten und schlechten Säfte" noch getrennt sind. Zur Ader gelassen wird an einer der Armvenen. Je nach Krankheitsbild wählt der Arzt eine davon aus. Es wird so lange zur Ader gelassen, wie dunkles Blut herausfließt. Sobald helles Blut kommt, sind die Schlacken entfernt und der Aderlass wird gestoppt. Bei diesem Vorgang werden zwischen 30 und 100 ml Blut abgenommen. Der Aderlass sollte ein bis zwei Mal pro Jahr durchgeführt werden und ist eine alternative Gesundheitsvorsorge.
Es ist sinnvoll, ab dem dreißigsten Lebensjahr mit dem Aderlass zu beginnen. Laut Hildegard sollen Männer bis zum 80. Lebensjahr, Frauen bis zum 100. Lebensjahr einen Aderlass machen lassen.

Der Aderlass ist medizinisch etwas völlig anderes als das Blutspenden. Je nach Krankheitsbild entscheidet der Arzt, wie oft und in welchen Abständen zur Ader gelassen wird.

Am Tag des Aderlasses und zwei Tage danach bitte Folgendes beherzigen:

- Mahlzeiten aus Dinkelprodukten und gekochtem Gemüse
- Keinen Alkohol, keinen Kaffee
- Käse, Fleisch, Wurstprodukte und Rohkost meiden
- Für Ruhe und Entspannung sorgen
- Grelles Sonnenlicht meiden (im Freien eine Sonnenbrille tragen)
- Kein Fernsehen (strengt die Augen zu sehr an)
- Keine Computerarbeit (entspricht grellem Sonnenlicht)
- Anstrengende Unternehmungen vermeiden

Hildegard spricht davon, „nicht in den Schein des Feuers" zu schauen. Heute bedeutet dies, Neonlicht und Bildschirme zu meiden.

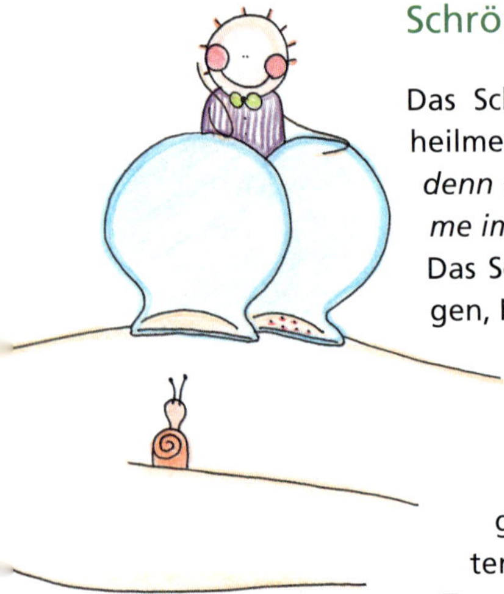

Schröpfen

Das Schröpfen ist eine weitere spezielle Hildegardheilmethode. Es ist nach Hildegard *„zu jeder Zeit gut, denn es vermindert die schädlichen Säfte und Schleime im Menschen"*.

Das Schröpfen hat sich u. a. bei Nackenverspannungen, Kopfschmerzen und Krampfadern hervorragend bewährt. Auch bei hartnäckigen Erkältungen kommt es durch das Schröpfen zu einer zügigen Heilung.

Bei dieser Methode werden vom Arzt Glaskugeln mit angewärmter Luft an jenen Nervenpunkten des Körpers (den so genannten Head'schen Zonen) angebracht, an denen es zur bestmöglichen Reinigung kommen kann. Beim Abkühlen der Glaskugeln und das dadurch entstehende Vakuum werden reflektorische Reize ausgelöst und die Schlackenstoffe in Bewegung gesetzt (trockenes Schröpfen).

Beim so genannten blutigen Schröpfen wird nach der oben beschriebenen Prozedur nochmals geschröpft. Aber vor dem zweiten Aufsetzen des Schröpfkopfs wird mit einer sterilen Nadel oder einem kleinen Hämmerchen die Haut „geritzt". Dadurch dringen nach dem Aufsetzen die so genannten Schlacken sichtlich an die Hautoberfläche.

Bei Krampfadern werden die Kugeln rückwärts an den Beinen, niemals aber auf den Adern direkt angesetzt.

Je nach Beschwerdebild kann mehrere Male im Abstand von 6 bis 8 Wochen geschröpft werden. Wer sich schröpfen lässt, muss „nüchtern" zum Arzt kommen, d. h. er sollte mindestens vier Stunden vor dem Schröpfen nichts mehr essen und trinken.

Erst kurz vor dem Schröpfen gibt es eine so genannte Schröpfer-Mahlzeit: ein Gläschen gelöschten Wein oder Wermutelixier und eine Schnitte Dinkelbrot.

Aderlass und Schröpfen sollen und dürfen nur von einem Arzt bzw. einem Heilpraktiker vorgenommen werden. Achten Sie darauf, dass keine so genannten „Schrepper" verwendet werden. Diese veraltete Methode verursacht kleine Schnitte und führt dadurch zu kleinen Verletzungen und Störung der Energiebahnen.

Seelische Begleitmaßnahmen

Auf den ersten Blick etwas ungewöhnliche, aber sehr wirksame Begleitmaßnahmen finden wir in den Schriften der Hildegard von Bingen. Bei ihr ist das Fasten immer ein Prozess auf der körperlichen, seelischen und geistigen Ebene. Um den Körper von Schlacken und die Seele von Ballast zu befreien, finden wir bei ihr Heilmittel wie den Aderlass oder das Schröpfen, aber auch die Reue und das Gebet sowie Musik, um unsere Seele zu „stimmen".

Reue als Heilmittel

Die Reue ist bei Hildegard ein wichtiger Aspekt der Heilung bzw. ein Heilmittel als solches. Vom Wortstamm her ist die Reue verwandt mit „traurig, betrübt sein". Die ursprüngliche Bedeutung des Wortes war „Kummer, seelischer Schmerz" und änderte sich dann zum „Schmerz über etwas", das man getan oder unterlassen hat.

Im Sinne von ganzheitlichem Fasten, dessen Folge ja Heilung ist, scheint es wichtig, Schmerz zuzulassen, sich die Gründe für den Kummer anzuschauen und dann auch traurig darüber zu sein. Wer dies so lange aushält, wie es notwendig ist, unterstützt den Heilungsprozess und reift seelisch und geistig, da es zu einer neuen Sichtweise und somit zu einer Veränderung des Denkens kommt.

Wir kennen den Ausdruck „Es reut mich". Dabei ist es wichtig, auf die Gefühle zu achten, die mit der Reue einhergehen. Ist es ein Gefühl des Verlustes, des Verzichts oder des Unvermögens? Wer sich in die Tiefen dieses einfachen Satzes begibt, wird erstaunliche Antworten bekommen, die nicht immer angenehm sind, die jedoch die „Ent-Wickelung" des Menschen unterstützen.

Für Hildegard ist die Reue ein kraftvolles Heilmittel, das alles vermag.

„In der Reue wird die Welt von der Liebe Gottes durchlichtet … Reue ist schlechthin die welterneuernde Dynamik, mit ihr können wir die kosmischen Elemente in Bewegung setzen, rühren wir gleichsam an die Sterne … Die Kraft der Reue lässt die Natur aufblühen und fruchtbar werden … In der Reue wird alles neu geboren … Die Reue reinigt alles, sie heiligt, sie trägt alles, sie stützt und festigt alles, sie setzt alles in Bewegung, sie zieht alles an sich und durchdringt es … Auf der Reue ruht die Welt." (Hildegard von Bingen)

Die Reue ist bei Hildegard die „welterneuernde Kraft", und wenn wir auf diese Kraft vertrauen und Traurigkeit zulassen, werden wir einige „Altlasten" los und fühlen uns danach unbeschwert und fröhlich.

Heilen mit der Kraft der Seele

Hildegard beschreibt 35 Tugenden, die gleichzeitig auch Seelenkräfte sind und zu Heilkräften werden, wenn wir sie nutzen. Sie beschreibt sie auch als „göttliches Militär", das uns in Gestalt der 35 „Tugendkräfte" jederzeit zur Verfügung steht – wenn wir dies zulassen.

„In den Seelenkräften offenbart sich Gottes Kraft … Wenn nämlich die Seele Gutes tut, regt sie den Körper an, gute und gerechte Taten auszuüben. So sind die Kräfte der Seele durch Gottes Hilfe die Kräfte der Tugenden." (Hildegard von Bingen)

In der sensiblen Zeit des Fastens kommen wir in Berührung mit unseren „Seelenkräften", den Tugenden bzw. mit deren Gegenteil – mit unseren Schwächen. Wir verlieren schneller die Geduld, fallen vielleicht in Selbstmitleid oder spüren Neid auf all die anderen, die essen und feiern, während wir uns mäßigen. Anstatt uns Vorwürfe wegen unserer negativen Eigenschaften zu machen, können wir uns im Gegenteil üben, indem wir uns z. B. bewusst in Geduld üben. Wir können den anderen gönnen, dass sie essen dürfen, was sie wollen, und uns so in Neidlosigkeit und Großzügigkeit üben. So entsprechen wir der Anregung Hildegards, die besagt, dass wir uns in positivem Verhalten üben sollen, damit Negatives wie von selbst in den Hintergrund tritt.

„Ich esse mit Freuden
das wenige Brot
und gönne dem
Nächsten von Herzen
das Seine."
(Bach-Kantate)

Heilen mit Glaube und Gebet

Man muss nicht katholisch sein, damit die Hildegardmedizin wirkt, denn sie ist für jeden ernsthaft Suchenden „heilsam". Es ist jedoch bewiesen, dass der Glaube an ein Heilmittel, an den behandelnden Arzt, an einen Menschen oder natürlich an Gott wesentlich zur Genesung beiträgt. Wer glaubt, setzt seine Selbstheilungskräfte frei und diese sind uns von Natur aus, vom Leben, von Gott mitgegeben.

Auch mit Hilfe der Meditation – des „inneren Schweigens" – kommt der Geist des Menschen zur Ruhe und diese Ruhe breitet sich im gesamten Körper, im gesamten Organismus aus. Blockaden können sich lösen und krankmachende Gedanken und Gefühle entschwinden. Das Nervensystem entspannt sich und körperliche Symptome können abziehen.

Musik und Tanz als Heilmittel

CD-Tipps:

Las canciones de Hildegard von Bingen
gesungen von Claudia di Fabri, Lenny Thompson, Air Ensemble, hg. von Oreade Music

Voice of the blood
von Sequentia – hg. von der deutschen harmonia mundi

Hildegard komponierte 77 Musikstücke und ein großes Singspiel über den Kampf der guten und schlechten Kräfte – der Tugenden und Schwächen – in ihrem Werk „Ordo virtutum".
Sie selbst sang und musizierte mit ihren Mitschwestern täglich, um die Seele auf Gott einzustimmen und Gott mit dem Spiel zu erfreuen. Sie empfahl schon damals Musik als Heilmittel, damit die Seele positiv gestimmt wird und der Körper ihr im Genesungsprozess folgen kann. So schrieb sie: *„Der Leib aber ist das Gewand der Seele, die der Stimme Leben gibt. Darum muss der Leib seine Stimme im Einklang mit der Seele zum Gotteslob erheben, ... denn alle Künste, die dem Nutzen der Menschen dienen, sind vom gleichen Geist ersonnen, den Gott in den Leib des Menschen gesandt hat."*

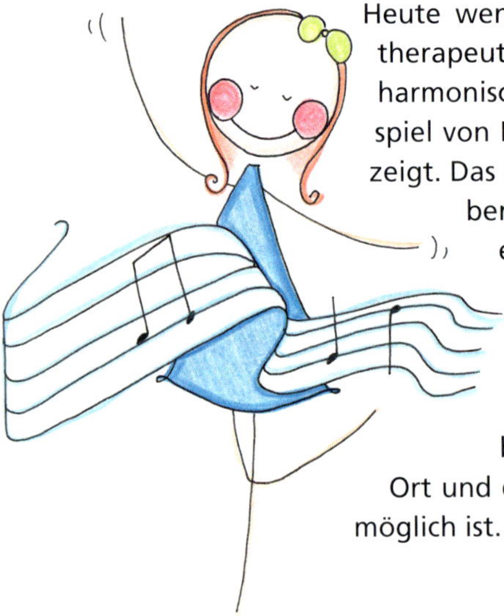

Heute wenden wir Musik und Tanz spielerisch und therapeutisch an, denn Gesundheit ist immer ein harmonischer Zustand, bei dem sich das Zusammenspiel von Körper, Seele und Geist mit der Schöpfung zeigt. Das bewusste Hören sanfter Musik vertieft und bereichert die Fastenerfahrung. Wer selbst ein Instrument spielt, findet in dieser sensiblen Zeit einen besonderen Zugang zur „Klangwelt" oder entdeckt, dass die eigene Stimme klar und aufschlussreich die innere Stimmung zum Ausdruck bringt. Suchen Sie sich dafür einen ruhigen Ort und die Tageszeit, zu der Ihnen dies am besten möglich ist.

Anregungen für die Fastenzeit

- Achten Sie auf Ihre Gewohnheiten – als Beobachter und ohne zu werten.
- Nehmen Sie die Fastenwoche als Gelegenheit, früher aufzustehen und den Morgen in aller Ruhe zu begrüßen.
- Schauen Sie jeden Morgen bewusst in den Spiegel und seien Sie dankbar.
- Beten oder Meditieren Sie am Morgen und nach Möglichkeit auch am Abend.
- Nehmen Sie sich Zeit für sich selbst, für Gymnastik oder sogar für einen Morgenspaziergang vor dem Frühstück.
- Schaffen Sie Zeitinseln für Spaziergänge, Fußbad und Leberwickel.
- Verbringen Sie bewusst viel Zeit in der Natur und tanken Sie dadurch Energie.
- Lassen Sie das Auto in der Garage und gehen Sie zu Fuß oder fahren Sie mit dem Rad.
- Steigen Sie die Treppen hoch, anstatt den Lift zu benutzen.
- Verrichten Sie alle Arbeiten bewusst und machen Sie eines nach dem anderen.
- Machen Sie alles, was zu tun ist, etwas langsamer und achtsamer, denn wenn Sie bei der Arbeit gedankenvoll und liebevoll sind, spüren Sie eine innere Zufriedenheit und Dankbarkeit.
- Kaufen Sie in der Fastenwoche bewusst keine Konsumgüter ein.
- Meiden Sie Gastlokale und verschieben Sie Restaurantbesuche auf die Zeit danach.
- Beobachten Sie Ihr Fernseh- und Computerverhalten und streichen Sie diese Medien für einige Tage.

- Schalten Sie Ihr Handy aus oder zumindest auf lautlos und schauen Sie nur einmal täglich „nach".
- „Checken" Sie Ihre E-Mails nur einmal am Tag.
- Nutzen Sie einen fernsehfreien Abend als Familienabend und spielen Sie gemeinsam oder versuchen Sie wieder einmal im selben Raum zu lesen und genießen Sie dabei die Ruhe.
- Motivieren Sie Ihre Familie mitzumachen, denn gemeinsames Fasten verbindet.
- Setzen Sie ans Ende der Fastenzeit eine Belohnung für sich selbst und Ihre Familie, z. B. einen Ausflug oder eine kleine Anschaffung – oder spenden Sie für einen karitativen Zweck.

Fragen, die ich mir stelle

Es ist wichtig, sinnvoll und zielführend, sich die hier aufgelisteten Fragen wirklich täglich zu stellen und die Antworten, wenn möglich, auch **schriftlich** für sich persönlich festzuhalten.
Da Fasten „beobachten" bedeutet, geht es darum, sich selbst „im Auge zu behalten" und diese Woche ganz bewusst zu erleben. Dies in schriftlicher Form zu tun ist nachhaltiger und kann zudem zu einem späteren Zeitpunkt hilfreich sein, denn es ist interessant, die Entwicklung im Laufe der Jahre auf diese Art nachzuvollziehen.

Das „Beobachten" von sich und seinen Gewohnheiten sollte immer liebevoll und ohne Wertung geschehen.

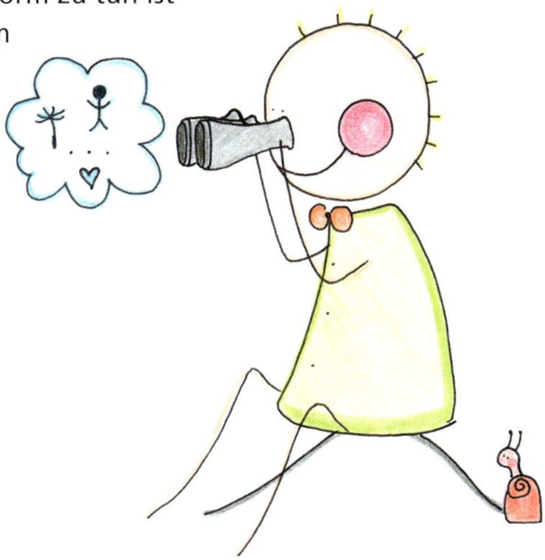

a) Tägliche Fragen am Abend

Ist es mir heute schwergefallen,
früher aufzustehen?
Wie habe ich geschlafen?
Was habe ich geträumt?
Was habe ich als Erstes gedacht?
Wie bewusst habe ich den Morgen begrüßt?
Habe ich die Morgenrituale durchgeführt?

Habe ich gegessen, ohne Hunger zu haben?
Habe ich genug getrunken?
Was für ein Körpergefühl habe ich heute?
Spüre ich alte Wehwehchen und Narben?

Wie habe ich mich nach dem Mittagsschlaf gefühlt?
Habe ich mir die Zeit für einen Leberwickel und ein Fußbad genommen?
War ich heute an der frischen Luft?
Hatte ich heute genug Zeit, die Dinge achtsam zu tun?

Was hat mir heute besonders gut gefallen?
Was hat mich heute gestört oder was hat mir gar nicht gefallen?
Was hat mich heute berührt?
In welcher Situation war ich heute gelassen?
In welcher Situation habe ich unangemessen reagiert?
Welche meiner unliebsamen Gewohnheiten habe ich heute beiseitegelassen – und welche beibehalten?
Wie zufrieden bzw. unzufrieden beende ich den heutigen Tag?
Mit welchem inneren Gefühl gehe ich heute zu Bett?

Da man oft glaubt, keine Zeit zu haben, beantworten Sie die Fragen am besten, während Sie Ihr Fußbad nehmen.

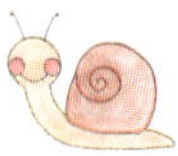

b) Fragen am Ende der Fastenzeit

Wie schwer ist es mir gefallen, früher aufzustehen?
Wurde es im Laufe der Woche leichter?
Möchte ich das frühe Aufstehen beibehalten?

Wie habe ich geschlafen?
Hat sich mein Schlafbedürfnis im Laufe der Woche geändert?
Kann ich mir vorstellen, früher schlafen zu gehen?
Wie aufschlussreich waren meine Träume?

Wie bewusst habe ich den Morgen begrüßt?
Hatte ich genügend Zeit für Meditation oder Gebet?
Wie häufig habe ich die Morgenrituale durchgeführt?
Möchte ich einige der Rituale auch nach dem Fasten beibehalten?

Habe ich nie, manchmal oder oft gegessen, ohne Hunger zu haben?
Habe ich immer, meistens oder selten genug getrunken?
Was für ein Körpergefühl hatte ich am Beginn der Woche?

Wie empfinde ich es jetzt am Ende der Fastenzeit?
Habe ich im Laufe der Woche alte Wehwehchen und Narben gespürt?
Wurde dies besser oder schlechter oder hält es noch immer an?

Wie habe ich mich nach dem Mittagsschlaf gefühlt?
Könnte bzw. möchte ich diesen beibehalten?

Hatte ich während dieser Woche immer, meistens oder selten genug Zeit, die Dinge achtsam zu tun?
Hat Achtsamkeit meine Wahrnehmung verändert?
Spüre ich ein Gefühl der Dankbarkeit und wofür bin ich besonders dankbar?

Wie bewusst ist es mir im Laufe der Woche geworden, auf meine Gedanken zu achten?
Welche Erlebnisse bzw. Beobachtungen haben mir in dieser Woche besonders gefallen?
Was hat mich während der Woche gestört, was hat mir gar nicht gefallen?

Was hat mich in dieser besonderen Zeit des Fastens berührt?
In welchen Situationen war ich gelassen und mit mir selbst zufrieden?
In welchen Situationen habe ich unangemessen reagiert?

Welche meiner unliebsamen Gewohnheiten habe ich im Laufe der Woche weggelassen bzw. beibehalten?
Möchte ich diese Gewohnheiten überhaupt verändern?

Wie zufrieden bzw. unzufrieden habe ich diese Tage beendet?
Mit welchem inneren Gefühl gehe ich nach dieser Fastenwoche heute Abend zu Bett?
Worauf freue ich mich am meisten – jetzt, da die Fastenzeit zu Ende ist?

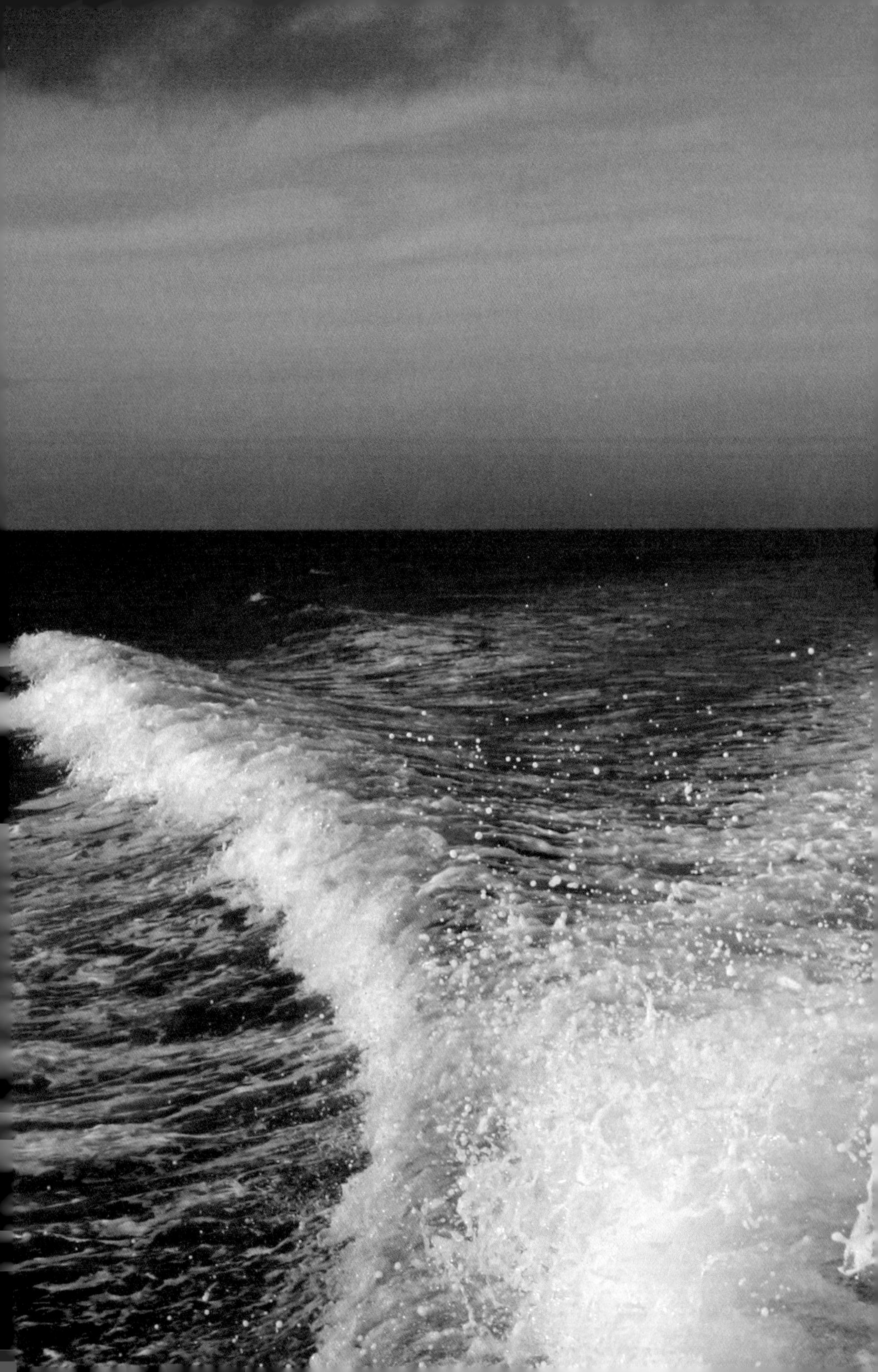

Hilfe bei Fastenkrisen

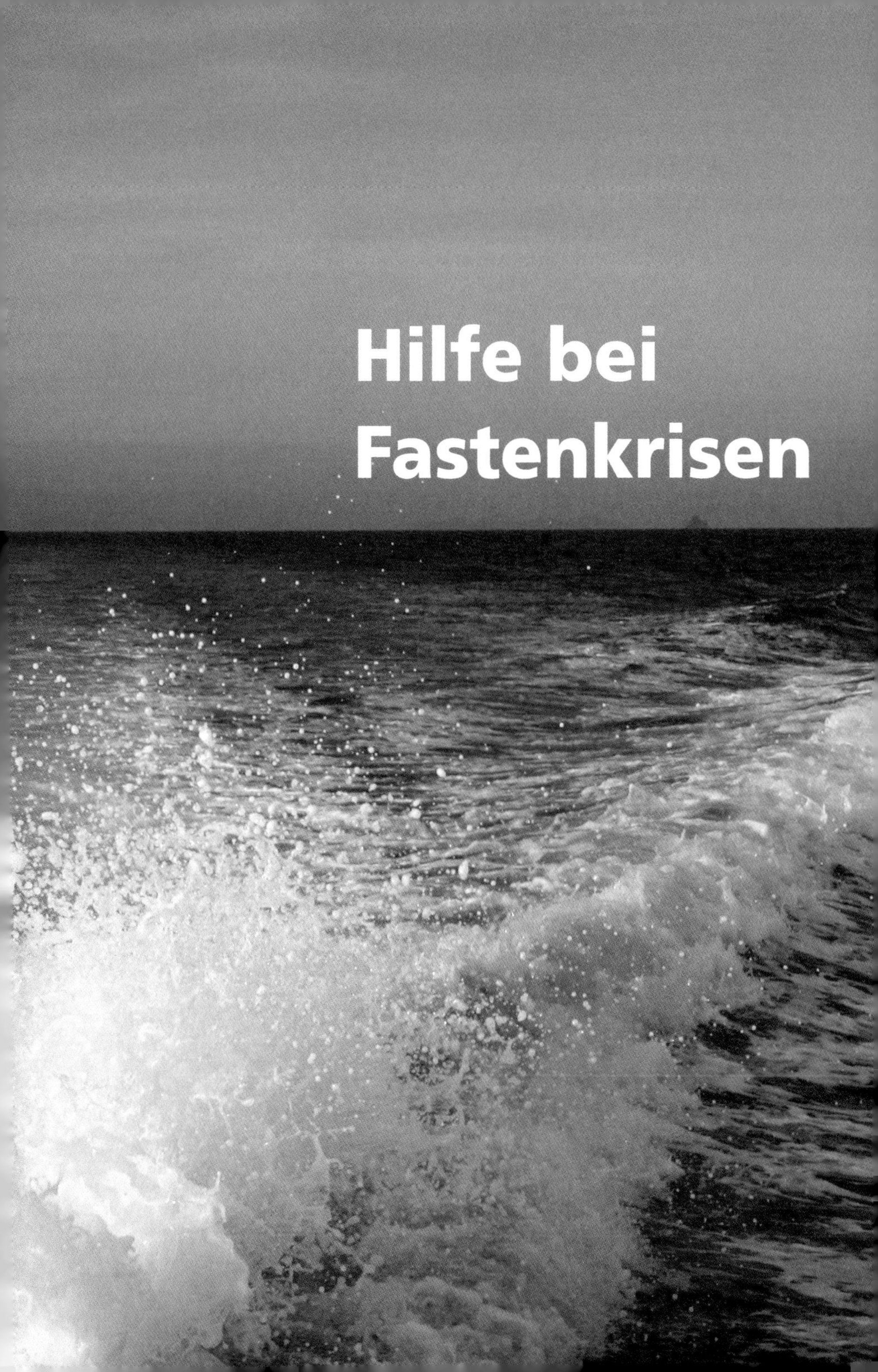

Krisen als Chancen

Die Fastenhilfen sollen und dürfen großzügig eingesetzt werden, auch *bevor* sich die ersten Krisensymptome bemerkbar machen.

Fastenkrisen können – müssen aber nicht – auftauchen, und dann ist es gut zu wissen, wie man mit ihnen umgehen kann. Die Krisen können sich auf körperlicher Ebene durch Müdigkeit und Schmerzen zeigen und darauf hinweisen, dass ein Reinigungsprozess abläuft. Sie können sich aber auch durch Verstimmungen und Traurigkeit zeigen, weil wir beim Fasten sensibler werden und sich unsere seelischen Bedürfnisse zeigen dürfen.

Kleine und große **Krisen sind immer auch eine Chance**, denn erst durch sie werden wir dazu „eingeladen", etwas zu verändern. Wenn wir die Krise dazu nutzen, unser Verhalten und unsere Gewohnheiten zu hinterfragen und gegebenenfalls zu verändern, wird die Fastenzeit zu einem wertvollen Prozess.

Die äußeren Umstände und **Rahmenbedingungen** haben einen entscheidenden Einfluss auf unser Wohlbefinden und wie wir mit Krisen umgehen (können). Wer einige Punkte beachtet, kann Krisen vermeiden oder zumindest kleiner halten.

„Gönnen Sie sich beim Fasten das Besondere" – das, wofür sonst die Zeit nicht reicht. Warten Sie nicht, bis die Krise kommt, sondern beugen Sie vor, denn Fasten „darf" Freude bereiten.

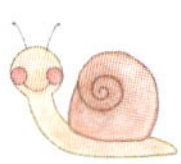

- Sorgen und kümmern Sie sich beim Fasten vor allem um sich selbst.
- Stehen Sie früher auf und machen Sie einen Morgenspaziergang.
- Schaffen Sie genügend Ruhe und Stille für sich.
- Hören Sie nur angenehme Musik.
- Schmökern Sie in wohltuender Lektüre.
- Verschlafen Sie einen Nachmittag.
- Achten Sie auf die Bedürfnisse Ihres Körpers und halten Sie ihn warm.

- Trinken Sie genügend und setzen Sie den Herzwein ausreichend ein.
- Belohnen Sie sich selbst mit einem Vollbad, bevor die Krise kommt.
- Gehen Sie an die frische Luft, ehe der Kopf brummt.
- Vereinbaren Sie einen Termin für eine Massage und Sauna.
- Beleben Sie ein altes Hobby wieder.
- Spielen Sie mit den Farben und malen Sie einfach drauflos.
- Nehmen Sie sich die Zeit für Meditation und Gebet.
- Schreiben Sie Ihre Gedanken und Gefühle in Ihr Fastenheft.
- Gehen Sie früh zu Bett.

Vor allem über den Nacken und die Füße verströmt viel Wärme. Beim ersten Anzeichen von Frösteln sollten Sie ein Halstuch oder einen Schal und warme Socken anziehen.

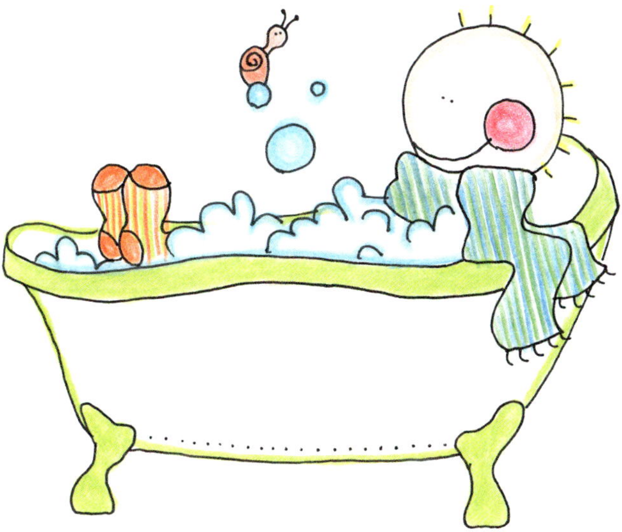

Fastenkrise	Fastenhilfe
Durchblutungs-störungen	▪ Hände, Füße und Gelenke reiben ▪ Galgantwurzel kauen ▪ sanftes Fußbad (im Wechsel warm – etwas weniger warm) ▪ Bürstenmassage
Gelenk- und Gliederschmerzen	▪ Selleriemischpulver, Quittentabs, Wermutcreme, Galgantschmerzwein, Wegerichwein
Hungergefühl	▪ Tee oder warmes Wasser trinken ▪ Galgantwurzel oder Kubeben kauen ▪ Fenchelkörner kauen
Kalte Füße	▪ Wollsocken tragen ▪ Dachsfellsohlen ▪ Fußbad mit Meersalz oder Basenpulver ▪ Fußbad im Wechsel von warm und kühl
Kopfweh und Frösteln	▪ Galgantwurzel kauen ▪ eine Nelke kauen ▪ Petersilienhonigwein trinken ▪ genügend trinken ▪ Fußbad
Kreislauf-beschwerden	▪ heißes Fußbad (mit einer Handvoll Meersalz)

Keinen Kaugummi kauen, da er die Magensäfte aktiviert und das Hungergefühl verstärkt. Natürlich auch keine Bonbons lutschen, auch keine zuckerfreien.

Fastenkrise	Fastenhilfe
	▪ Petersilienhonigwein trinken ▪ Galgantwurzel kauen ▪ ein Stück Brot kauen ▪ auf einem Dachsfell schlafen ▪ Dachsfelleinlagen tragen
Moralisches Tief	▪ Fastentagebuch schreiben ▪ Fastenpartner oder Gleichgesinnte kontaktieren ▪ die positiven Aspekte des Fastens hervorkehren ▪ Jaspisstein einsetzen
Müdigkeit, Kopfweh und Frösteln	▪ Galgantwurzel kauen ▪ Petersilienhonigwein trinken ▪ Fußbad
Schlafstörungen	▪ Jaspisstein unters Kopfkissen legen oder bei sich tragen ▪ Betonikakraut-Kissen aufs Kopfpolster legen ▪ Fußbad am frühen Abend ▪ gelöschter Wein vor dem Zubettgehen ▪ 1 Kaffeelöffel Maronihonig vor dem Zubettgehen
Schlechter Atem	▪ grüne Fenchelkörner kauen ▪ Bertrampulver ziehen ▪ Salbeitee trinken ▪ Kubebenkörner kauen

Das „borstige" Dachsfell bewirkt eine Art Mikromassage.

Hildegards Mengenangabe ist immer der „Schluck". Große Menschen schlucken mehr als kleine und so ist die Dosis immer richtig. Ein Schluck entspricht 2–4 cl.

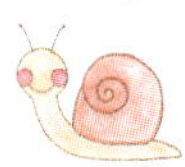

Fastenkrise	Fastenhilfe
Schwächezustände, niedriger Blutdruck, Schwindel	▪ Petersilienhonigwein trinken ▪ Galgantwurzel kauen ▪ in die Hocke gehen bzw. sich hinlegen ▪ Tee trinken
Übelkeit	▪ ein Stück Brot langsam kauen ▪ Petersilienhonigwein trinken
Verdauungsprobleme	▪ Bertramwurzel oder Süßholzwurzel kauen ▪ Beifuß in der Fastenbrühe mitkochen ▪ einen Leinsamenwickel auflegen ▪ Bauchmassage ▪ Flohsamen (keinen Leinsamen, da er dem Körper Kalzium entzieht) oder Flohsamenwein einsetzen ▪ viel trinken ▪ nur in ganz hartnäckigen Fällen einen Einlauf machen
Wasseransammlung	▪ Gewürznelke kauen ▪ Nelkenwasser trinken

Ein Einlauf ist immer ein Eingriff in den Körper und sollte nur in hartnäckigen Fällen als besondere Maßnahme gesetzt werden. Durch einen Einlauf wird der Körper zwar zur Stuhlentleerung gereizt, nicht aber zur Reinigung angeregt. Auch Abführmittel wirken zu heftig und sind zu meiden.

Die Seitenverweise für Zubereitung und Anwendung der einzelnen Rezepte bzw. Heilmittel finden Sie im Register am Ende des Buches.

Körperübungen

Gezielte Bewegung hilft dem Körper, schneller zu entsäuern und dadurch Schmerzen gar nicht erst entstehen zu lassen oder schneller loszuwerden. Sie regt den **Kreislauf** an und gibt ein gutes **Körpergefühl** und dieses zeigt sich wiederum in unserem **Selbstbewusstsein**.
Die nachfolgenden Übungen haben sich bei den Fastengruppen, die ich im Laufe der Jahre begleitet habe, bewährt und sie stehen am Anfang jedes Treffens. Oft wurde ich gebeten, diese Übungen niederzuschreiben, damit die Teilnehmenden zuhause weiter üben können. Eine Bewegung zu beschreiben und in Worte zu fassen ist schwieriger, als sie auszuführen. Stellen Sie sich deshalb bitte schon beim Lesen der Beschreibung vor, wie Ihr Körper die Übung ausführt. Achten Sie dabei gut darauf, ob Sie die Bewegung als angenehm und „richtig" empfinden, denn wenn Sie die Übungen alleine machen, gibt es niemanden, der Sie darauf aufmerksam machen könnte, wenn Sie eine Bewegung „falsch" einüben und dadurch Ihren Körper mehr belasten, als entlasten.

Sie können sich den **Ablauf selbst zusammenstellen**, ergänzen, erweitern oder kürzen. Achten Sie bei allen Übungen gut auf sich selbst und nehmen Sie Ihre Körpersignale wahr.
Versuchen Sie, zumindest einige Körperübungen in den Fastentag einzubauen.
Am besten eignet sich dazu der frühe Morgen oder eine Zeit im Laufe des Tages, wo Sie wissen, dass Sie ungestört sind. Wenn Sie diese Übungen täglich wiederholen, werden sie zu einem Ritual, das Sie nicht mehr missen möchten.

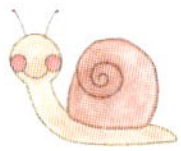

Tragen Sie bei den Bewegungsübungen **bequeme Kleidung** und üben Sie barfuß, um sich gut zu „erden" und Ihren „Standpunkt wahrzunehmen".
Am besten beginnen Sie immer mit derselben Übung, denn Ihr Hirn bzw. Ihr Unterbewusstsein erkennt dann dieses Signal, „erinnert" sich an die Bewegung und den darauffolgenden Ablauf und freut sich gleichzeitig auf das wohltuende Ritual.

Aufwärmen

Stehen Sie aufrecht, nehmen Sie mit den Füßen Kontakt zum Boden auf und atmen Sie bewusst einige Male tief ein und aus.
Dann reiben Sie kräftig mit der linken Hand Ihre rechte Armbeuge und wechseln dann zum linken Arm. Sie können Auf- und Abwärtsbewegungen machen oder in kreisenden Bewegungen die Durchblutung anregen.
Beugen Sie sich etwas vor und reiben Sie mit beiden Händen Ihre Kniekehlen. Richten Sie sich wieder auf und reiben Sie mit beiden Händen Ihre Nieren.
Jeder einzelne Ablauf dauert ca. 1 Minute.
Zum Schluss streichen Sie mehrmals in kraftvollen Strichen vom Gesäß abwärts an den Beinen entlang.
Stehen Sie wieder aufrecht, schließen Sie die Augen, atmen Sie tief ein und spüren Sie nach.

Schulter und Nacken

Stehen Sie aufrecht und drehen Sie Ihre Schultern leicht nach oben, dann nach hinten und unten. Spüren Sie in Ihren Schulterbereich und Nacken und drehen Sie den Kopf sanft nach rechts, so weit, wie es Ihnen leicht möglich ist.

Halten Sie die Stellung kurz, gehen Sie mit dem Kopf zurück in die Mitte und halten Sie wieder kurz inne. Dann den Kopf nach links drehen, innehalten und wieder zurück in die Mitte drehen.
Stellen Sie sich dabei vor, wie Ihre Nase Halbkreise in die Luft zeichnet, und wiederholen Sie die Übung auf jede Seite.

Sie werden vielleicht feststellen, dass Sie eine „Lieblingsseite" haben, auf der die Bewegung leichter fällt. Werten und beurteilen Sie nicht – beobachten Sie, wie sich die Bewegung im Laufe der Fastenzeit verändert.

Kinn zur Brust

Stellung wie oben. Lassen Sie den Kopf sanft nach unten sinken und „nehmen Sie das Kinn zur Brust". Drehen Sie nun aus dieser gesenkten Position nach rechts – als ob Sie zur Schulter „hoch" schauen – und lassen Sie den Kopf wieder nach unten sinken. Kurz innehalten und den Kopf nach links oben drehen. Innehalten, den Kopf nach unten in die Mitte sinken lassen und die Übung nach beiden Seiten wiederholen.

Wirbel-Perlenkette

Stellung wie oben. Stellen Sie sich Ihre Wirbelsäule mit den einzelnen Wirbelkörpern vor wie eine senkrechte Perlenkette, deren einzelne Perlen leicht beweglich sind. Senken Sie nun den Kopf „Wirbel für Wirbel" nach unten, lassen Sie Ihre Hände und Arme ebenfalls nach unten sinken und rollen Sie Ihre Wirbelsäule ab. Machen Sie dabei einen runden Rücken und spüren Sie der Spannung in den Beinen und im Gesäß nach. Sie können dabei auch leicht in die Knie gehen. Atmen Sie ruhig und richten Sie sich nach einer Weile wieder „Wirbel für Wirbel" auf – die Arme hängen, der Rücken wird rund und der Kopf richtet sich ganz zum Schluss auf.

Ellenbogen nach hinten

Stehen Sie aufrecht und atmen Sie mehrmals tief ein und aus.
Heben Sie die Arme angewinkelt auf Brusthöhe, so dass die Hände übereinanderliegen und nach unten zeigen. Die Ellenbogen zeigen waagrecht zur Seite. Nun drücken Sie die Ellenbogen sanft nach hinten und stellen Sie sich vor, wie die Schulterblätter hinten zueinanderfinden. Die Arme bleiben auf Brusthöhe. Halten Sie diese Position ca. 20 Sekunden und spüren Sie die Dehnung im Brustbereich und die Spannung im Schulterbereich. Lassen Sie die Arme sanft sinken und entspannen Sie bewusst wiederum ca. 20 Sekunden, während Sie tief und langsam atmen.
Diese Übung mindestens noch zwei Mal wiederholen.

Erhobener Zeigefinger

Stellung wie oben.
Verschließen Sie die Finger beider Hände ineinander, legen Sie beide Zeigefinger zueinander und geben Sie diese nach oben. Strecken Sie nun Ihre Arme mit den Händen und beiden „erhobenen Zeigefingern" nach vorne, dehnen Sie die Arme, führen aber gleichzeitig die Gelenke der Oberarme in die Schultergelenke zurück (wichtig!). Nun führen Sie die gestreckten Arme nach oben und nehmen so Ihren Kopf zwischen die Arme. Dabei den Kopf gerade halten (*nicht* einziehen) und die Zeigefinger nach oben ziehen. In dieser Position den Oberkörper spiralförmig nach rechts drehen, aber mit dem Becken möglichst gerade bleiben. Wieder in die Mitte zurück und nach kurzem Innehalten nach links drehen.

Ca. 30 Sekunden in jeder Haltung verweilen, die Arme mit geschlossenen Händen (sanftes Üben) nach unten führen und lösen. Kurz innehalten und die Übung wiederholen.

Seitlich dehnen

Beide Arme mit den Handflächen zueinander nach oben strecken, mit der rechten Hand das linke Handgelenk umfassen und den Körper sanft nach rechts beugen. Dabei den Kopf zwischen den Armen gerade halten und den Blick nach vorne richten. In die Dehnung atmen und noch etwas mehr beugen. Mit Einatmen aufrichten und „umgreifen".
Die linke Hand umfasst nun das rechte Handgelenk und zieht den Oberkörper nach links.
Tief einatmen und die Dehnung zwischen den Rippen spüren. Mit Einatmen wieder aufrichten.

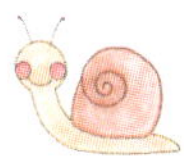

Der Atem unterstützt die Übung und schont Bänder und Gelenke.

Schale entleeren

Legen Sie sich auf den Rücken und winkeln Sie die Beine an; die Arme liegen ausgestreckt neben dem Körper. Sie atmen tief und stellen sich vor, dass der Atem bis in den Beckenboden fließt. Stellen Sie sich Ihr Becken als eine Schale mit Wasser vor und kippen Sie nun das Becken so, dass der Inhalt über Ihren Unterbauch fließen könnte. Spüren Sie dabei, wie die Rückenwirbel im Lendenbereich den Boden berühren. Halten Sie kurz inne und lassen Sie Ihr Becken (die Schale) wieder sanft zurückgleiten. Diese Bewegung öfter wiederholen.
Diese Übung entlastet die Bandscheiben und den unteren Rücken.

Päckchen schnüren

Sie liegen ausgestreckt auf dem Rücken und holen ein Bein nach dem anderen über Ihren Bauch. Umfassen Sie mit beiden Armen die Beine auf Kniehöhe und ziehen Sie die Beine fest zu sich heran; heben Sie dabei gleichzeitig die Schultern und den Kopf in Richtung Ihrer Knie. Im Idealfall berührt Ihr Kopf die Knie und Sie machen ein „Päckchen". Wer mag, kann mit den Händen zu den Fußsohlen greifen und „das Päckchen enger schnüren". Die Position halten und dann sanft aus der Stellung gehen und gut nachspüren, wie sich der Körper wieder entspannt. Diese Übung einige Male wiederholen.

Päckchen wiegen

Dieselbe „Päckchen-Position" wie oben beschrieben einnehmen und sanft nach links und rechts wiegen oder eine Bewegung finden, die Ihnen wohl tut.
Immer sanft aus der Stellung gehen.

Knie kreisen

Sie liegen ausgestreckt auf dem Rücken und holen ein Bein nach dem anderen über Ihren Bauch und umfassen jedes Knie mit einer Hand. Bewegen Sie nun mit den Händen die Knie so, dass kleine und große Kreise entstehen. Spielen Sie mit den Beinen und üben Sie sanft.

Füße spannen

Sie liegen ausgestreckt auf dem Rücken, winkeln das rechte Bein an und umfassen das Knie mit beiden

Händen. Sie ziehen das Bein fest zu sich und strecken gleichzeitig das linke Bein gerade aus. Dabei strecken Sie die Fersen von beiden Füßen nach vorne (von sich weg) und ziehen die Zehen zu sich her. Die Spannung in den Füßen ist wichtig. Wer die Übung steigern möchte, kann das linke Bein etwas vom Boden abheben und „schweben" lassen.
Die Position kurz halten und wieder sanft loslassen, dazwischen atmen und die Übung auf der anderen Seite wiederholen.

Klopfmassage zum Abschluss

Als beruhigenden Abschluss empfehle ich folgende Klopfübung:
Stehen Sie aufrecht, richten Sie Ihren Körper aus und atmen Sie bewusst und tief in Ihren Bauchraum. Heben Sie beide Arme auf Brusthöhe und strecken Sie diese von sich. Die Handflächen zeigen nach unten.
Klopfen Sie nun sanft und liebevoll mit der linken Hand den rechten Handrücken. Wandern Sie in ganz kleinen Schritten (zentimeterweise) über das Handgelenk und den Unterarm, über den Oberarm bis zur Schulter. Bleiben Sie dabei immer in derselben Richtung. Machen Sie dasselbe auf dem linken Arm.
Dann legen Sie beide Hände auf den oberen Brustbereich und klopfen über den Brustraum, den Magen und den Bauch nach unten bis zu den Hüftknochen. Klopfen Sie seitlich an den Hüften und weiter den Beinen entlang bis zu den Knöcheln. Wechseln Sie zu den Innenseiten der Beine und klopfen Sie wieder nach oben. Wechseln Sie zum Gesäß und klopfen dort einige Male, bevor Sie die Nieren ganz sanft klöpfeln. Schütteln oder streifen Sie Ihre Arme aus, schließen Sie die Augen und spüren Sie nach.

Diese Klopfübung beruhigt, besänftigt und hilft an hektischen Tagen, um in kürzester Zeit Spannung abzubauen.

Impulse aus der Hildegardspiritualität

Die folgenden Hildegardzitate sollen Sie durch die Fastenzeit begleiten und die Impulse sollen Ihre Achtsamkeit und Ihre Bewusstheit stärken. Wählen Sie jeden Morgen ein Zitat, das Sie spontan berührt, und lassen Sie sich davon während des Tages anregen.

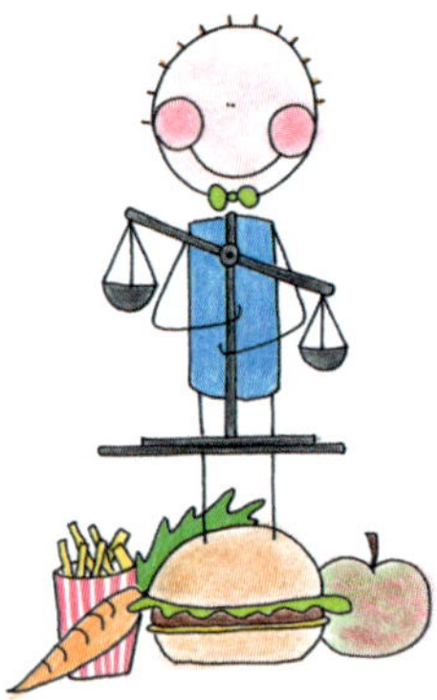

Kein Mensch würde seine Zither
so schlagen, dass ihre Saiten springen.
Sind die Saiten einmal gesprungen,
bleibt nichts mehr von ihrem Klang.
Wenn der Mensch seinen Leib
maßvoll pflegt, spielt man für ihn
im Himmel auf der Zither,
und solange sein Leib in Maßen
durch Nahrung erquickt wird,
singt man für ihn zur Harfe.

Ich überdenke meine Lebensgewohnheiten und mein Essverhalten und spüre nach, ob ich dabei das für mich gesunde Maß einhalte.
Wie viel arbeite ich? Schlafe ich ausreichend? Erquicke und labe ich mich durch das Essen oder fülle ich nur den Bauch?

Wer sich erlaubter Dinge
zu sehr enthält, setzt sich der
Gefahr aus, anderer Tugenden
überdrüssig zu werden.
Denn durch zu viel
Enthaltsamkeit nimmt
die Begehrlichkeit zu und nicht ab.
Das ist weder Gott gemäß
noch Gott zuliebe.

Ich stelle mir selbst Fragen: Was erlaube oder verwehre ich mir? Wo könnte ich großzügiger mit mir sein? Wo bin ich mir selbst im Weg? Dafür gönne ich mir eine Extrastunde Schlaf, einen Spaziergang, ein gutes Buch und erfülle mir selbst einen kleinen Wunsch. Anstatt streng mit mir zu sein, lasse ich die Dinge einfach geschehen.

Wenn die Seele spürt,
was für sie und den Körper nicht gut ist,
bildet sich in der Herzgegend ein Nebel
und hüllt das Herz in Dunkel.
So wird der Mensch traurig
und auf die Traurigkeit
folgt der Zorn.

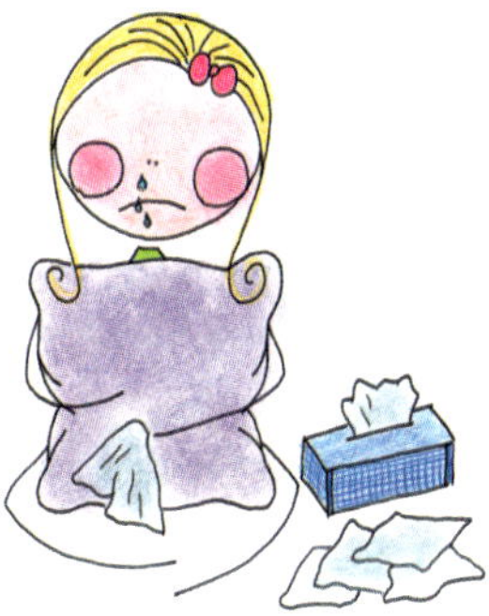

Ich spüre bewusst nach, was mich bedrängt, was mir Sorgen bereitet oder mich kränkt.
Ich gebe dem Gefühl der Traurigkeit Raum und Zeit und nehme mich und meine Kümmernisse ernst, damit kein Zorn entsteht.

Wenn der Mensch seinem
Körper zu viel Drangsal zumutet,
bricht der Körper oftmals ermüdet und
von Mühe und Überdruss
getroffen zusammen.

Ich überlege mir, in welchen Bereichen ich zu viel von mir fordere. Wo bin ich zu streng mit mir selbst?
Ich versuche mir klar zu werden, welchen Anspruch ich an mich, an meine Leistung und an mein Äußeres habe.
Ich lächle mir innerlich zu und gebe mir heute selber „frei".

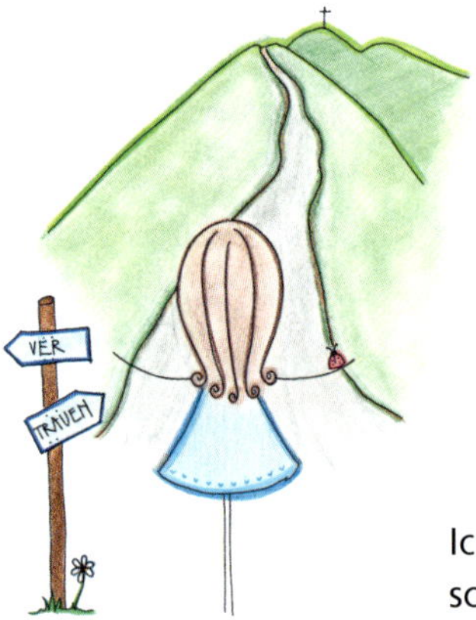

Die Beständigkeit
ist eine starke Säule und auf
einem soliden Fundament gebaut.
Sie ist nicht wankelmütig
und nicht leichtsinnig
und kein Windhauch
kann sie bewegen.

Ich überlege und prüfe genau, bevor ich meine Entscheidungen treffe. Wenn sie einmal getroffen sind, bleibe ich dabei und gehe den eingeschlagenen Weg voll Vertrauen weiter.

Die Seele
erblickt durch die Fenster
der Augen das Licht.
Sie kennt das Herz und
lässt viel davon in ihren Werken
sichtbar werden.

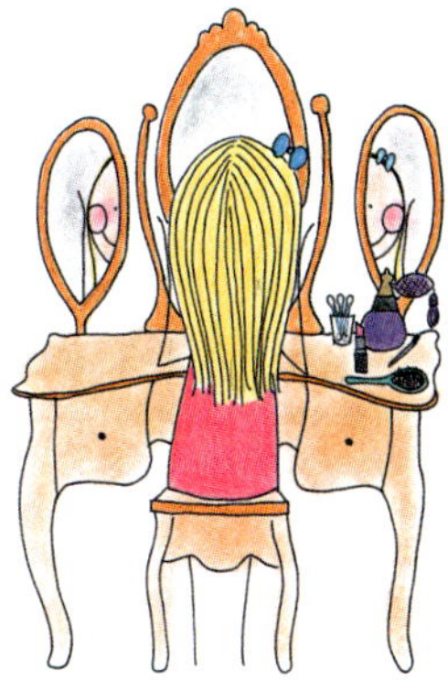

Ich betrachte mich heute ganz bewusst im Spiegel und schau mir in die Augen. Sie verraten mir alles über mein Seelenleben. Ich nehme meine Bedürfnisse ernst und lasse sie in mein Handeln einfließen.

Zu viele verschiedene
Gedanken versetzen den
Menschen in eine große Unruhe,
die das Gehör der Seele durcheinanderbringt.
Dann vermag der Mensch das Gute
weder zu verstehen noch zu erkennen,
sondern empfindet Überdruss.

Ich versuche heute, eines nach dem anderen zu erledigen und mit meinen Gedanken ganz bei der Sache zu sein. Ich überlege in Ruhe, was im Moment wichtig ist, und bringe es zu Ende. Ich spüre nach, welches Gefühl sich dabei einstellt, und genieße die Leichtigkeit.

Weitere Hildegardzitate und -impulse finden Sie in den Büchern „Achte auf deine Seele" und „Achte auf die Lebensfreude".

Wo die Dummheit beendet wird
und die Gerechtigkeit aufsteht,
zeigt sich die Weisheit der
wahren Seligkeit.

Ich glaube nicht alles, was ich lese oder höre, und frage mich bewusst, was ich selbst für gerecht erachte. Ich setze mich für meine Überzeugungen ein, auch wenn es unbequem ist, und achte auf „das gute Gefühl", das sich danach einstellt.

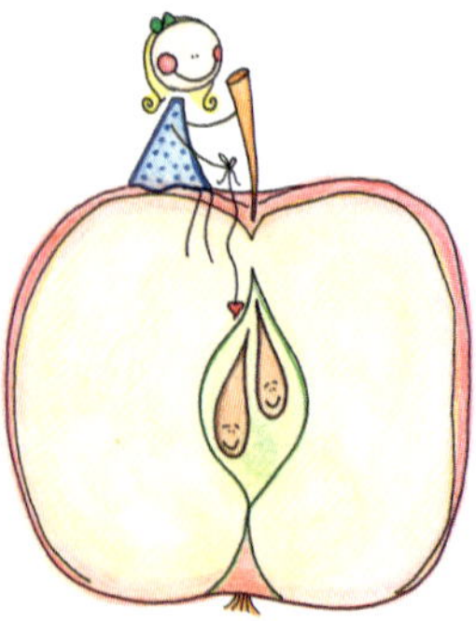

Der Mensch erkennt durch
das Schmecken seines Mundes
die Kräfte der Dinge,
die er zu sich nimmt,
vollkommener als mit den
übrigen Sinnen.

Ich esse langsam und in kleinen Bissen. So nehme ich die Qualität und den Geschmack von Speisen und Getränken bewusster wahr und erfreue mich an der Vielfalt und Abwechslung, die mir zur Verfügung stehen.

Für das Seelenheil eines Menschen
ist es nützlicher, nicht zu wissen,
was ihm bevorsteht,
als es vorherzuwissen.

Ich vertraue auf das Leben und darauf, dass es das Beste für mich und meine Entwicklung bereithält. Anstatt allzu genaue Pläne für meine Zukunft zu machen, lass ich dem Leben seinen Lauf und lass mich von ihm überraschen.

Gott und Mensch sind eins,
so wie die Seele und der Leib
eins sind, weil Gott den Menschen
nach seinem Ebenbild geschaffen hat.
Daher ist alle himmlische Harmonie
ein Spiegel der Göttlichkeit und
der Mensch ist ein Spiegel
aller Wunder Gottes.

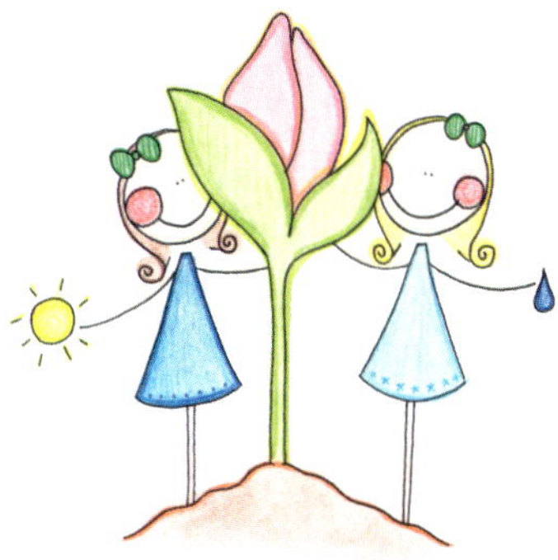

Ich werde mir der Göttlichkeit in mir und in jedem Menschen bewusst. In jedem von uns wohnt ein Funke Gottes. Das bedeutet gleichzeitig, dass ich die Verantwortung für meine Gedanken und mein Handeln übernehme, um einen positiven Beitrag zu diesem Wunder zu leisten.

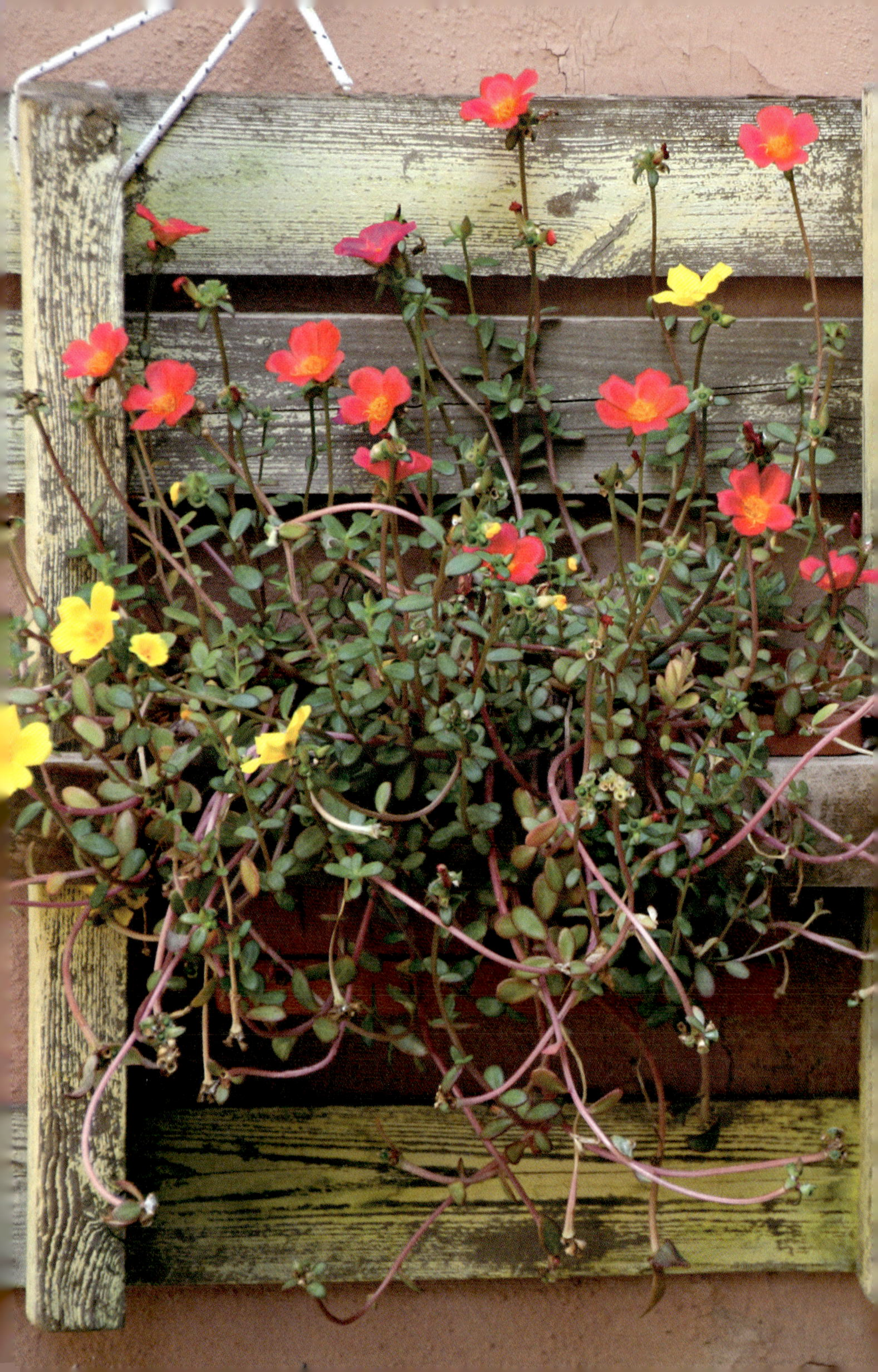

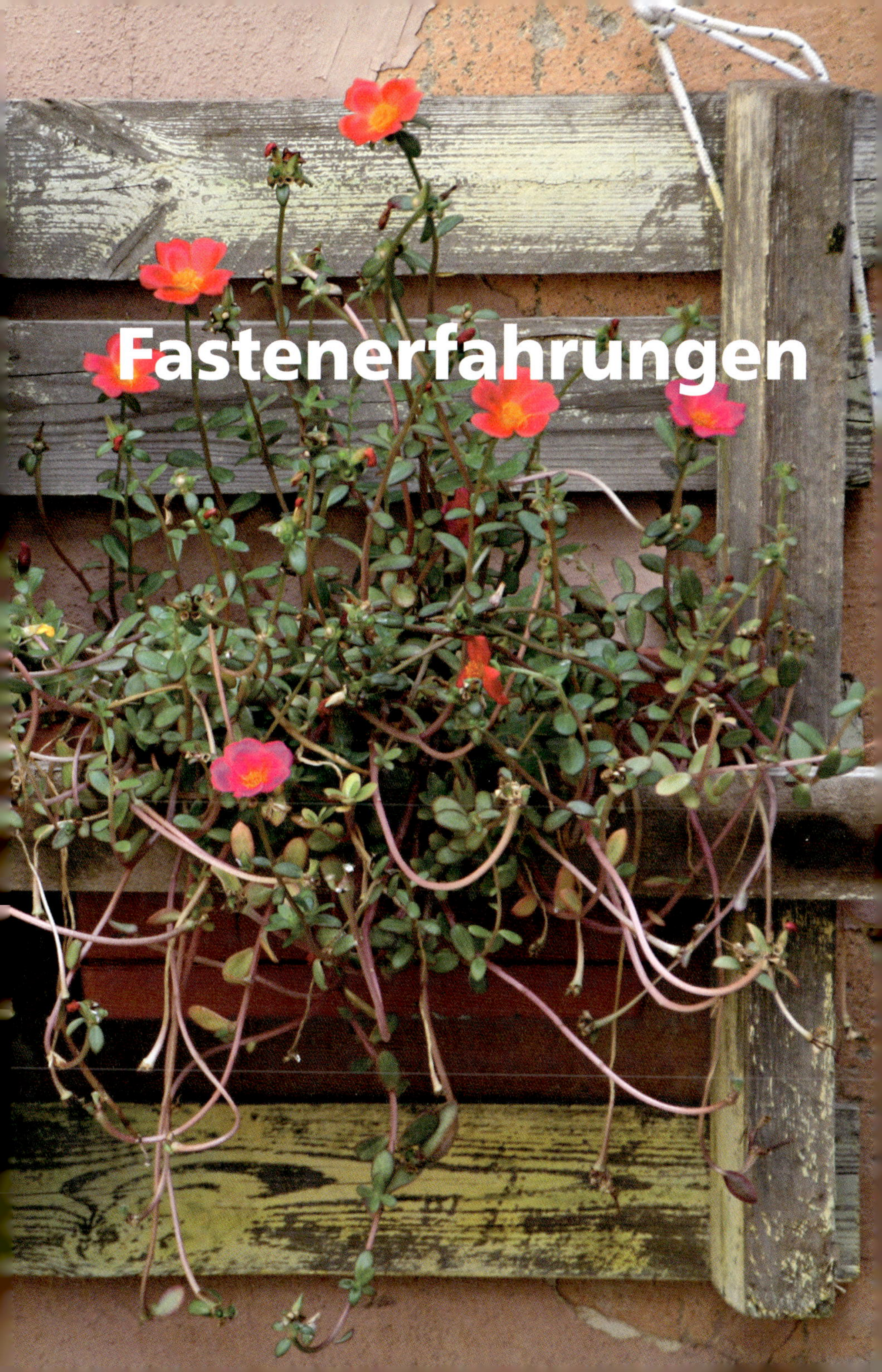
Fastenerfahrungen

Rückmeldungen von Fastenden

Die Erfahrungen, die jede/r Einzelne beim Fasten macht, sind zwar unterschiedlich, aber letztlich immer geprägt von Leichtigkeit, Tiefe und Freude. Die Rückmeldungen sind so vielfältig wie die Menschen, die gefastet haben, und einige dieser Erfahrungen sind hier zusammengefasst:

Diese Fastenwoche war eine unglaubliche Erfahrung – sie toppt sogar meine Urlaubswoche in der Dominikanischen Republik.

Ich spüre ganz genau, dass Limo, Schokolade und Käse bei mir Migräne auslösen. Ich möchte das leichte Gefühl der Fastenwoche beibehalten und auf diese Lebensmittel verzichten.

Ich hatte eine ganz feine Zeit mit mir; ich war ganz tief in mir drinnen und mir gefällt, was ich dort sehe.

Ich bekam am letzten Fastentag von meinen drei erwachsenen Kindern einen Anruf mit der Frage, ob alles in Ordnung sei, weil ich mich die ganze Woche nicht gemeldet hatte. Aber ich war so selig und zufrieden mit mir allein, dass ich vergessen hatte, sie anzurufen.

Ich bin eher ein energischer Mensch und war während der Fastenwoche sehr gelassen und spürbar langsamer. Als ich mit meinen Kindern im Stau stand, fragten sie, „Sind die anderen auch alle am Fasten?".

Ich habe diese Woche gelernt, dass ich nicht loslassen muss, sondern vielmehr zulassen sollte. Die Herzmeditation hat mir diese Erkenntnis geschenkt.

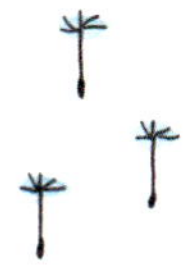

Ich habe meine gewohnte Gelassenheit wiedergefunden und werde nun eine wichtige Entscheidung treffen.

Nach dieser Fastenwoche spüre ich eine tiefe Dankbarkeit für meinen Körper und die enorme Leistung, die er täglich und ganz selbstverständlich bringt.

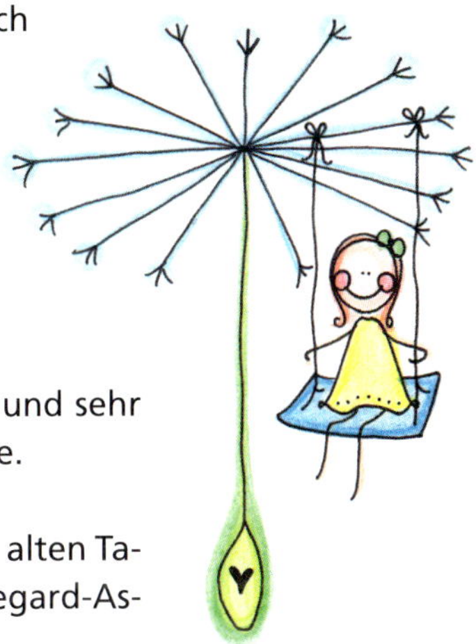

Das Fasten hat mir wieder ein Gespür für Lebensmittel gegeben. Ich rieche und schmecke wieder intensiver und freue mich jetzt wieder auf die alltäglichen Mahlzeiten.

Ich habe meinen Körper neu kennen gelernt und sehr viel mit mir erlebt. Es war eine Wunder-Woche.

Ich habe den Entschluss gefasst, mir auf meine alten Tage noch einen Garten anzulegen, um die Hildegard-Aspekte zu pflegen. (*Dame mit 76 Jahren*)

Das Fasten hat mein Innerstes erschlossen – und ich darf es erblicken.

Das Morgenritual hat mir so gutgetan, dass ich es beibehalten werde und ganz einfach eine halbe Stunde später anfangen werde zu arbeiten.

Mein Mann steht seit Jahren am Morgen auf, öffnet das Fenster und schaut hinaus. Ich fand das immer merkwürdig. Nach dieser Woche und den Morgenritualen verstehe ich es.

Ich bin im wahrsten Sinne des Wortes „genesen“. Ich fühle mich körperlich fit, geistig wach und seelisch gestreichelt.

Ich bin eigentlich ein geselliger Mensch, aber in dieser Woche hatte ich nur mit mir zu tun – und ich habe es sehr genossen.

Eigentlich habe ich nur gefastet, um ein paar Kilo abzunehmen, aber ich bin bei mir gelandet. Und das ist ein Geschenk.

Meine Schlussfolgerung dieser Woche lautet: Suche nicht, was du willst, sondern genieße, was du hast.

Beim Fasten habe ich mich selbst gefunden und nehme den Alltag nicht mehr allzu ernst. Ich hoffe, diese Erkenntnis hält noch eine Weile an.

Es war eine schöne Erfahrung, freiwillig zu fasten, ohne dass ich es gemusst hätte. Ich werde meine Einstellung zu manchen Pflichten ändern, denn in der Freiwilligkeit liegt viel Freiheit.

Es ist mir ganz leichtgefallen, auf das Rauchen zu verzichten, und ich werde versuchen, diese Freiheit und Unabhängigkeit beizubehalten.

Ich faste jetzt zum zweiten Mal und bin verblüfft über die Nachhaltigkeit des Hildegardfastens. Diese Art zu fasten macht empfindsamer und ich bin in die Tiefe gelangt. Und in dieser Tiefe habe ich zudem eine wohltuende Leichtigkeit gespürt.
Dafür bin ich sehr dankbar.

Ich bin überrascht über die Fülle bei dieser Art von Fasten. Der Satz „das rechte Maß finden" hat mich die ganze Woche begleitet und ich werde versuchen, auch während des Jahres öfter daran zu denken.

Ich bin gelassener geworden und meine Kinder spüren das und sind auch ruhiger geworden. Zudem habe ich wieder mehr Wertschätzung für meinen Partner entdeckt.

Ich habe mehr Raum in mir und rundherum gefunden.

Diese Fastenwoche war wie Urlaub für mich – es war sogar besser: Es war Urlaub nach innen.

Es war das erste Mal in meinem Leben, dass ich mich selbst verwöhnt habe – durch die Spaziergänge, das Mittagsschläfchen und all die Aufmerksamkeiten während des Tages.

Das Fasten hat mir Freude und Leichtigkeit gebracht. Ich liebe das Leben und setze Qualität vor Quantität. Ich bin jetzt ganz nah an meinen Gefühlen dran – und nehme diese mit in den Alltag.

Die Fastenwoche war spannend wie ein Abenteuer – es ging immer auf und ab. Ich fühle mich jetzt innerlich aufgeräumt und äußerlich straffer.

Ich habe nun eine Woche Disziplin geübt und merke, wie es mir guttut. Ich habe gar nicht gewusst, dass ich so stark bin, und bin jetzt stolz auf mich.

Das Fasten hat mich gleichzeitig verwurzelt und beflügelt – ich habe in mir aufgeräumt.

Diese Woche weniger war sehr viel mehr.

Ich habe die drei Ebenen Körper, Seele, Geist wirklich gespürt – und bin ganz begeistert. Das Hildegardfasten war das schönste Fasten, das ich je gemacht habe – ich spüre eine innere Freude und Festigkeit.

Fasten ist für mich wie beichten: Man wird kleine Sünden los. Ich bin hellhöriger und sensibler geworden und möchte versuchen, auf meine eigenen Worte und Gedanken zu achten und Negatives nicht mehr weiterzuerzählen.

Meine Familie hat gemerkt, dass mir die Fastenzeit sehr gutgetan hat, und möchte jetzt mehr über Hildegard von Bingen und ihre Lehre wissen. Sogar meine kopflastige Tochter fragt jetzt: „Was würde Hildegard dazu sagen?".

Hildegard ist während des Tages in meinen Gedanken – ich gehe abends ins Bett mit den Gedanken an sie und es tut mir spürbar gut. Ich trage das Gehörte und Erlebte weiter in mein Umfeld.

Ich habe schon oft gefastet, aber dieses selbstverantwortliche Fasten nach Hildegard und diese Demut, die man dabei spürt, waren für mich eine ganz tiefe Erfahrung. Die innere Ruhe und Gelassenheit führt zu positiven Gedanken – und diese übertrage ich auf andere.

Fragen von Fastenden

In den Fastengruppen tauchen immer wieder Fragen auf, die sowohl für Erfahrene als auch für Fasten-Neulinge interessant und wichtig sind.
Eine kleine Auswahl dieser Fragen habe ich hier zusammengefasst und möchte Sie ermuntern, das Fasten immer als Erfahrung zu betrachten. Seien Sie nicht zu streng mit sich, wenn Sie glauben, einen „Fehler" gemacht zu haben, und sehen Sie es als Übung auf Ihrem Hildegardweg.

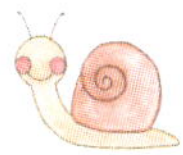

Darf man während des Fastens Dinkelkaffee trinken?
Manche Fastenbegleiter „erlauben" den Dinkelkaffee als Fastengetränk. Getreidekaffee hat zwar kein Koffein, sehr wohl aber Röststoffe – und diese belasten die Leber, die in der Fastenzeit ohnehin schon sehr gefordert ist.
In meinen Fastengruppen rate ich deshalb von Dinkelkaffee ab. Zudem ist Fasten auch die Zeit, um auf gewisse Gewohnheiten zu verzichten – und dazu gehört bei vielen Menschen das Kaffeetrinken.

Schädigt der Birnbrei nicht den Zahnschmelz, wenn man ihn nach dem Zähneputzen nimmt?
Jede Nahrungsaufnahme führt zu einem Säureanfall (pH-Abfall) im Mund, vor allem die Süßspeisen. Der Zahnschmelz ist in saurem Milieu weniger hart und es dauert 30 bis 45 Minuten, bis der Speichel den pH-Wert wieder in den Normalwert puffert.
Dieser Prozess kann durch Mundausspülen oder durch das Kauen von Fenchel beschleunigt werden.
Ungeputzte bzw. einige Stunden nicht geputzte Zähne sind säureanfälliger als frisch geputzte. Es wäre also wichtig, *vor* den Mahlzeiten – vor allem vor Süßigkei-

ten – die Zähne zu putzen. Ansonsten sollten wir *nach* dem Essen eine dreiveirtel Stunde bis zum Zähneputzen warten, sonst schädigt die Zahnbürste den Zahnschmelz.
Wenn wir am Morgen die Rituale einhalten, dauert es die geforderten 30–45 Minuten *bis* zum Zähneputzen und am Abend putzen wir *vor* der Mahlzeit.

Kann es sein, dass der Zahnbelag durchs Fasten verschwunden ist?
Der pH-Wert im Mund und auf der Haut verändert sich in den wohltuenden basischen Bereich und so kommt es zu strafferer Haut und auch zu „glatten" Zähnen.

Ich habe keinerlei Beschwerden. Entschlacke ich trotzdem?
Auch wenn Sie keine körperlichen Beschwerden haben, können Sie sicher sein, dass der Reinigungsprozess und die Entschlackung durch die Einnahme des Birnbreis stattfinden.
Fasten ist eine Art „Bilanz": Wer einen gesunden Lebensstil führt, während des Jahres wenig Stress, Zorn und Sorgen hat, spürt auch beim Fasten keine oder nur wenige Beschwerden.

Nun faste ich schon so oft und spüre doch immer wieder Schmerzen im Rücken und in den Beinen. Wann hört das auf?
Wer Schmerzen oder Beschwerden hat, darf dies nicht als „Strafe" verstehen, sondern soll davon ausgehen, dass Fasten ein jährlicher Reinigungsprozess und eine Gesundheitsvorsorge ist. Würden diese Schlacken nicht regelmäßig entfernt, lägen sie „auf Lager" und ergäben im Laufe der Jahre entzündliche und rheumatische Erkrankungen. Es kann sein, dass die Schmerzen bei der nächsten Fastenzeit nicht mehr auftauchen, es

kann aber auch sein, dass sie sich noch einmal zeigen (müssen).

Kann es sein, dass ich eine alte Verletzung nach so vielen Jahren spüre?

Unser Körper „erinnert“ sich an alle Verletzungen, Brüche und Operationen, die er im Lauf des Lebens meistern musste. Ein Phänomen beim Fasten ist die Tatsache, dass sich diese alten Schmerzen nochmals zeigen, und wir dürfen darauf vertrauen, dass etwas heil wird, das noch nicht ganz „verschmerzt“ war. Manchmal kann es sogar zu Schmerzen kommen, die an durchstandene Wehen erinnern.

Ich faste in erster Linie, um mein Gewicht zu reduzieren. Wie viele Kilo sind in einer Woche möglich?

Es ist in Ordnung, wenn wir fasten, um Kilo loszuwerden, denn es sind die „Jahresringe“, die sich im Laufe des Lebens ansammeln und uns so formen, wie wir es nicht unbedingt möchten.

Um ein Kilo Fettreserven loszuwerden, müssen wir 9000 Kalorien einsparen bzw. zusätzlich verbrennen. Realistischerweise sind daher maximal zwei Kilo Körpergewicht pro Woche möglich. Beim Fasten kommt es zudem zu einem (gewünschten) Flüssigkeitsverlust und bei genügend Bewegung zu einem Muskelaufbau. Je mehr Muskelzellen aufgebaut werden, desto mehr Energie wird (auch in Ruhestellung) verbraucht. Im Gegensatz dazu sind Fettzellen so genannte Speicherzellen, die keine Energie verbrauchen. Mehr als zwei Kilo sind also möglich, vor allem bei Männern, es handelt sich dann allerdings nicht nur um Körperfett, sondern auch um Körperflüssigkeit.

Ich habe in dieser Woche so gut wie nichts abgenommen. Wie kann das sein?

Bei manchen Menschen kommt es erst nach der eigentlichen Fastenzeit zum gewünschten Gewichtsverlust und die Kilo purzeln nachträglich. Das hängt mit dem Stoffwechsel zusammen und auch mit der eigenen Haltung des „Lassens, Zulassens und Loslassens".

Ich bin schwanger, würde aber gerne fasten. Muss ich dabei etwas besonders beachten?

Schwangerschaft ist eine wunderbare Zeit, um sich und seine Befindlichkeiten zu „beobachten". Der Körper stellt sich um, Stoffwechsel und Hormone balancieren sich neu aus und die Gefühlswelt verändert sich. In dieser sensiblen Zeit soll und darf nicht im herkömmlichen Sinn gefastet werden und auch der Birnbrei ist tabu.
Es ist allerdings sinnvoll, auf die Hildegardküche mit der Dinkel-Obst-Gemüse-Ernährung und den typischen Gewürzen umzusteigen und zudem die Begleitmaßnahmen wie Fußbad, Morgenrituale, Mittagsschlaf usw. (siehe Seite 126) einzuhalten. Ein ganzheitliches Fasten im Sinne von „beobachten" der eigenen Gewohnheiten, Gedanken und Gefühle ist auch für Schwangere eine schöne Erfahrung.

Ich habe schon öfter gefastet und habe das Gefühl, dass der Birnbrei schon nach dem ersten Löffel wirkt. Ist das möglich?

Beim Birnbrei habe ich den „Memory-Effekt" des Körpers beobachtet. Es scheint, dass der Geruch und der Geschmack vom Birnbrei ein Signal an unser Hirn und an unseren Körper setzen und dieser sofort auf Entschlackung umstellt. Auch das Gefühl von Hunger und Gelüsten scheinen gleichzeitig gelöscht.

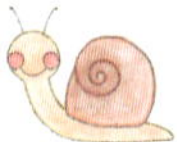

Ich habe Angst vor dem Jo-Jo-Effekt nach dem Fasten. Wie steige ich am besten in den Alltag ein?
Beim sanften Hildegardfasten kommt es zu keinem Jo-Jo-Effekt, weil der Körper während der Fastenzeit keinen Hunger hat und infolgedessen keinen Nachholbedarf.
Dennoch soll der Einstieg nach der Fastenzeit sanft geschehen und die ersten 2–3 Tage nach dem Fasten sollen so sein wie die 2 Tage vor dem Fasten: Verzichten Sie noch auf Kaffee, Alkohol und Fleisch und genießen Sie dezent gewürzte Getreide- und Gemüsegerichte. Ein sanfter Einstieg in den Alltag soll nicht nur auf der körperlichen, sondern auch auf der seelisch-geistigen Ebene stattfinden, indem man z. B. die Rituale noch eine Zeit lang beibehält und bewusst auf Ruhe und Entspannung achtet.

Meine Verdauung ist gerade beim Fasten sehr träge. Was kann ich dafür bzw. dagegen tun?
Verdauung findet auch im Kopf statt. Lassen Sie Gedanken und Gefühle zu, lassen Sie auch zu, dass Ihr Körper nicht so reagiert, wie Sie es gerne hätten. Trinken Sie genügend, machen Sie eine Darmmassage und setzen Sie Flohsamen ein. Erfahrungsgemäß reguliert sich der Stoffwechsel bei Menschen mit träger Verdauung häufig nach dem Fasten.

Während des Fastens bin ich gereizt und übellaunig – und mag mich selber nicht. Muss das sein?
Gerade humorvolle und stets gut gelaunte Menschen haben einen hohen Anspruch an sich selber und an ihren guten Humor. Sie sind oft der ausgleichende Part in Beziehungen und haben ein großes Harmoniebedürfnis. Die Fastenzeit ist eine „Auszeit“, in der sich die andere Seite des Humors zeigen darf und die schlechte Laune erlaubt ist, denn sie zeigen tiefer liegende

Bedürfnisse oder Befindlichkeiten. Lassen Sie diese Stimmungen zu, schreiben Sie in Ihr Fastentagebuch und ziehen Sie sich zurück, um diesen Launen auf den Grund zu gehen. Nutzen Sie die Kraft der Natur durch lange Spaziergänge und versuchen Sie mit Herzwein und Maronihonig Ihre Seele zu streicheln.

Ich bin es gewohnt zu essen, sobald ich Hunger habe. Was mache ich, wenn sich der Hunger zwischen den Mahlzeiten meldet?

Oft ist das Gefühl von Hunger lediglich „Lust auf etwas" oder es ist Durst. Trinken Sie in kleinen Schlucken, kauen Sie Galgant, Kubebe oder Fenchel. Wenn Sie dennoch Hunger verspüren, dürfen Sie eine kleine Brotmahlzeit halten – allerdings im Sitzen, am Tisch und mit einem Teller. Dadurch wird sichtbar, dass es sich um eine Mahlzeit handelt.

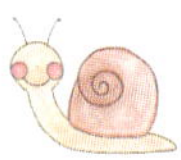

Ich bin berufstätig, darf ich da überhaupt fasten?

Das sanfte Hildegardfasten lässt sich wunderbar in den Berufsalltag integrieren, wenn man einige Zeitinseln schafft, um die Begleitmaßnahmen wie Leberwickel, Fußbad, Morgenritual usw. einzubinden. Durch die Brotmahlzeiten, den Herzwein und die verschiedenen Wurzeln ist man gesättigt und die Nerven werden geschont – viele fühlen sich sogar gelassener während des Fastens. Im Idealfall nimmt man sich einen oder zwei halbe Tage frei, kommt etwas später oder geht etwas früher und legt das Augenmerk auf die positiven Aspekte der Fastenwoche.

Bereiten Sie sich eine Dinkelgrießsuppe zu und füllen Sie diese in eine Thermoskanne. So haben Sie auch an Ihrem Arbeitsplatz eine warme Mahlzeit parat.

Ich habe schon so viel ausprobiert, warum soll ausgerechnet das Hildegardfasten besser sein?

Das Hildegardfasten lässt viel Freiraum für eigene Entscheidungen. Es gibt keine Mengen- und Kalorienangaben, die Zutaten bieten Wahlmöglichkeiten und auch der Zeitablauf lässt individuelle Wünsche zu. Es geht um Bewusstseinsfindung, um eigene Wahrnehmung, eigenes Empfinden und Selbstverantwortung. Das Hildegardfasten fällt vielen deshalb leicht, weil gegessen werden kann – und zwar so viel, wie jeder für sich entscheidet. Im Vordergrund stehen dabei nicht die zu verlierenden Kilo, sondern das Erkennen und Verändern von belastenden und krankmachenden Gewohnheiten. Auch die vielen Heilmittel, mit denen Fastenkrisen (siehe Seite 156) begegnet werden kann, erleichtern das Durchhalten beim Hildegardfasten.

Warum leitet man beim Hildegardfasten nicht mit Glaubersalz aus?

Glaubersalz, Bittersalz, Salzwasser und ähnliche Mittel bewirken eine „rasante" Abfuhr, die für den Körper sehr belastend und anstrengend ist. Dadurch kommt es häufig zu Kreislaufproblemen, Schwindel und Übelkeit. Zudem werden Bakterien und Mineralstoffe aus dem Darm geschwemmt, die durchaus wertvoll für unseren Körper sind. Die Ausleitung mit Birnbrei hingegen ist sanft und schonend, aber dennoch sehr kraftvoll.

Ich mag den Birnbrei überhaupt nicht. Was kann ich stattdessen zum Ausleiten nehmen?

Es kann in Einzelfällen vorkommen, dass jemand den Birnbrei nicht „riechen" kann oder dass er tatsächlich nicht schmeckt. Wenngleich der Birnbrei das ideale Ausleitungsmittel ist, kann er durch den Flohsamenwein oder das Wasserlinsenelixier ersetzt werden. Wasserlinsenelixier wird morgens nüchtern vor dem Zähneputzen und abends nach dem Zähneputzen eingenommen. Der Flohsamenwein nach dem Frühstück und nach dem Abendessen.

Ich schlafe unruhig und träume viel. Gehört das dazu?
Wir träumen jede Nacht, aber während der Fastenzeit haben wir meist einen oberflächlicheren Schlaf und deshalb erinnern wir uns besser an unsere Unruhe und unsere Träume. Diese dienen dazu, unsere Seele zu putzen und Erlebnisse – auch lange zurückliegende – besser zu verarbeiten. Die Energie, die nicht fürs Verdauen benötigt wird, steht also unseren seelischen Bedürfnissen zur Verfügung und hilft, Spannungen und Stress abzubauen.

Ist es notwendig, Dinkelbrot zu essen? Kann es nicht auch Weizen- oder Roggenbrot sein?
Reiner Dinkel (siehe Seite 56) hat im Vergleich zu anderen Getreidearten optimal ausgewogene Vitalstoffe. Das heißt, er enthält alle Vitamine, Mineralien und Spurenelemente, die der menschliche Organismus braucht. Alle diese Vitalstoffe sind auch im Dinkelfeinmehl (Dinkel-Weißmehl) enthalten. Beim Weizen hingegen sind die Vitalstoffe zwar im Vollmehl enthalten, im Feinmehl allerdings nur zu einem ungenügenden Teil. Der Roggen wiederum enthält im Vergleich zum Dinkel nicht alle Vitalstoffe und ist zudem schwerer verdaulich.

Dr. Gottfried Hertzka, der Wiederentdecker der Hildegardheilkunde, sagte über den gesund machenden Dinkel: „Wer an einer Krankheit leidet, der nehme einen Sack Dinkelkörner, gehe auf eine Alm und komme wieder, wenn der Sack leer ist! Dann ist er gesund."

Muss ich die Begleitmaßnahmen und die Meditation während des Fastens machen?
Die Begleitmaßnahmen führen zu einem bewussten Wahrnehmen der eigenen Gewohnheiten, Tagesabläufe und des Medienverhaltens – und sind deshalb wichtig. Meditation, Kontemplation und Gebet sind Möglichkeiten, die eigene Spiritualität zu entwickeln – und den Zugang dazu haben wir gerade in der sensiblen Zeit des Fastens.

Ich bin sehr sportlich und möchte nicht auf mein gewohntes Programm verzichten. Kann ich Sport und Fasten verbinden?
Achten Sie gut auf Ihren Körper und seine Bedürfnisse, aber auch auf Ihre Stimmung und Ihre seelischen Befindlichkeiten. Sie können alle gewohnten Aktivitäten ausführen, sinnvollerweise jedoch verlangsamen oder kürzen. Gerade am Beginn der Fastenzeit kann es zu Kurzatmigkeit oder dem Gefühl kommen, einen schweren Körper zu haben. Nehmen Sie diese Symptome ernst und überfordern Sie sich nicht, denn es sind Anzeichen, dass der Körper am Entgiften und Entschlacken ist und dafür seine Energie- und Kraftreserven benötigt. Vielleicht sehnt sich Ihr Körper nach einer sportlichen Auszeit.

Gibt es beim Hildegardfasten einen Einlauf?
Der Einlauf ist ein äußerer Eingriff in den Körper und sollte nur in wirklich hartnäckigen Fällen durchgeführt werden. Es ist besser, den Darm durch die Einnahme von Flohsamen, die Anwendung von Birnbrei und mit Massagen zu stimulieren. Es gibt die Faustregel „drei Mal täglich und alle drei Tage einmal Stuhlgang sind normal". Solange der Bauch weich ist, besteht keine Notwendigkeit für einen Einlauf.

Ich würde gerne fasten, bin aber untergewichtig. Darf ich trotzdem?
Gerade bei starkem Untergewicht ist es wichtig, die Ursachen dafür abzuklären. Die Erfahrung hat gezeigt, dass es beim Dinkel-Obst-Gemüse-Fasten und auch beim Brotfasten zu einer gewünschten Gewichtszunahme von ½ bis zu 1 Kilo pro Woche kommen kann. Der Stoffwechsel stellt sich um, die Nahrung wird besser verwertet und die Fastenden fühlen sich vital und kraftvoll.

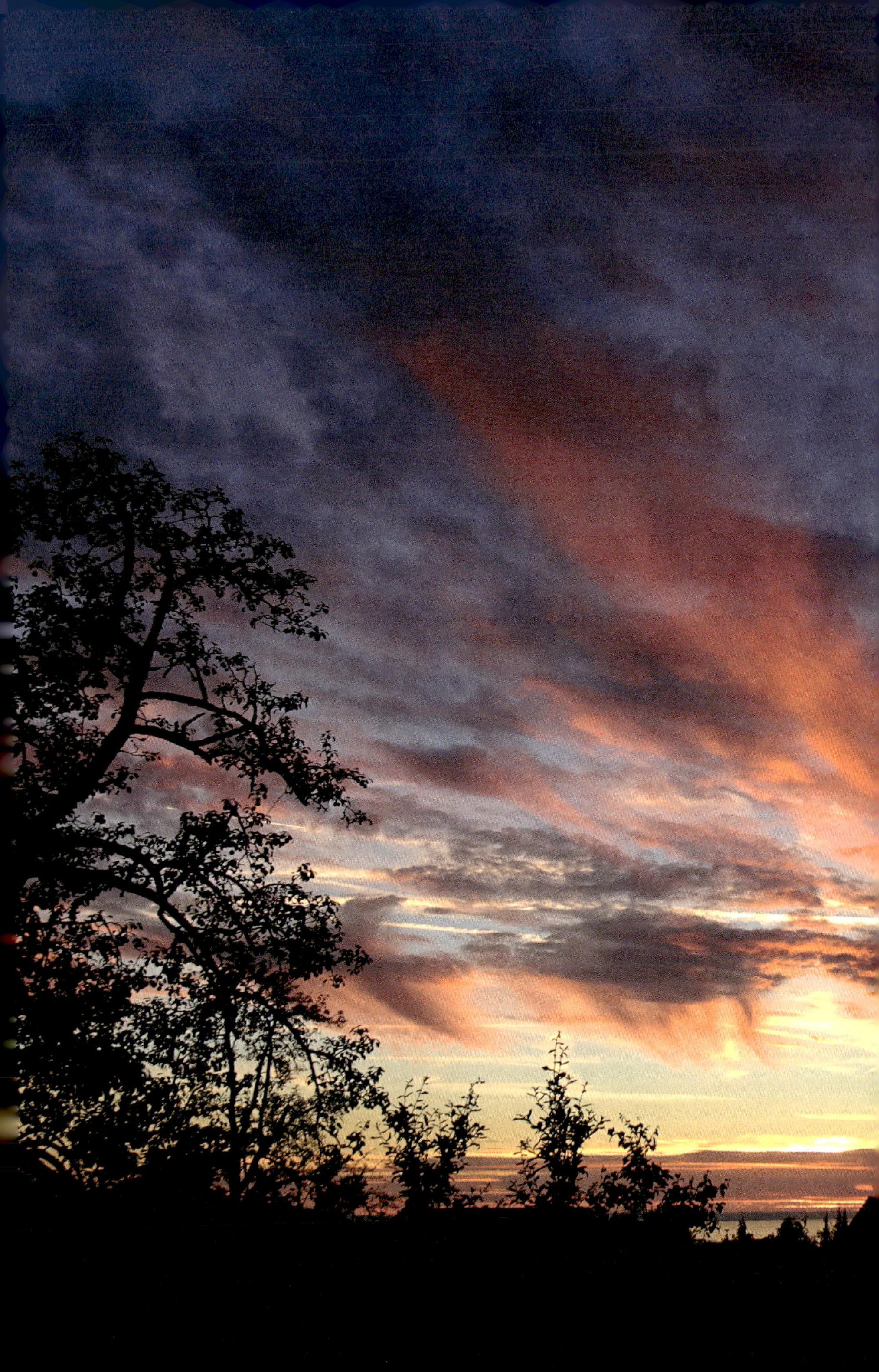

Lebenshaltungen nach der Zeit des Fastens

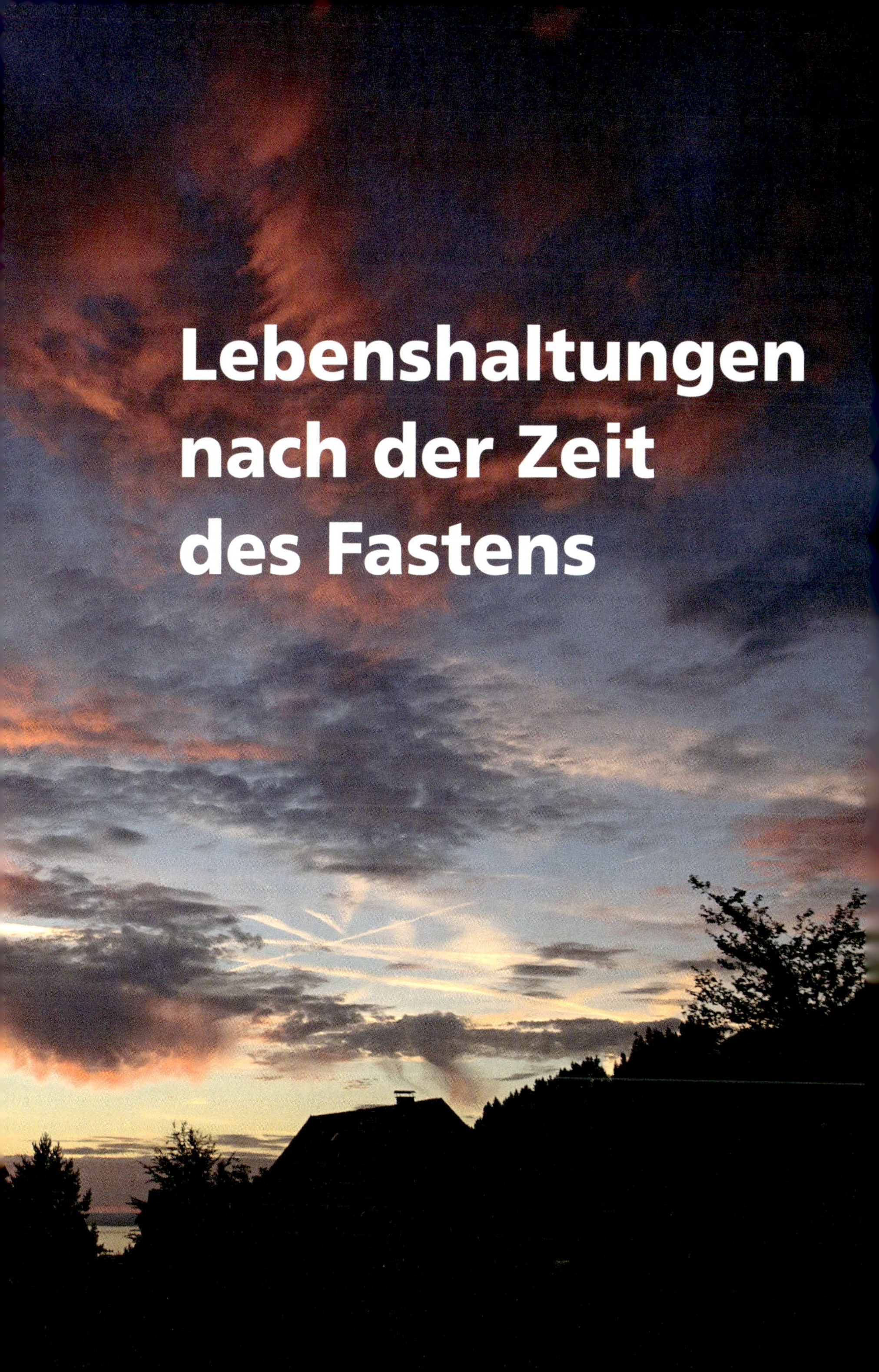

Lebenshaltungen nach der Zeit des Fastens

Wer das Wohlgefühl und die Leichtigkeit der Fastenwoche beibehalten und nicht in die alten Verhaltensmuster zurückfallen möchte, findet in der Hildegardlehre viele Anregungen und Beispiele für ein erfülltes und erfüllendes Leben.

Das Thema **Ernährung** spielt nicht nur beim Fasten, sondern auch im Alltag eine große Rolle, weil wir täglich mehrmals damit beschäftigt sind und zudem immer wieder mit neuen Erkenntnissen konfrontiert werden. Die Frage „Wie ernähre ich mich richtig?" muss jede/r für sich selbst beantworten und verantworten, wobei wichtig ist, dass Ihnen die Freude am Essen erhalten bleibt. Auch hier gilt, dass die „neuen" Gewürze und Lebensmittel nach und nach, aber dennoch kontinuierlich in die Küche einfließen sollten, damit Sie und Ihre Familie Freude und Geschmack daran finden – und bei der Hildegardküche bleiben. Mehr darüber erfahren sie auf den nächsten Seiten.

Die sechs goldenen Lebensregeln finden Sie auf Seite 204.

Die sechs goldenen Lebensregeln sind dabei ein wichtiger Anhaltspunkt, denn sie sind klar und übersichtlich, lassen sich täglich umsetzen und schnell „überprüfen", indem man sich selbst fragt, ob man schon an der frischen Luft war, genug geschlafen oder auf die Qualität des Essens geachtet hat u.s.w.

Auch gewisse **Rituale** (siehe Seite 210 f.) helfen, das erlangte Lebensgefühl zu verankern und das neue Bewusstsein zu festigen. Sie bieten Struktur und Halt und können ein Gefühl von Sicherheit geben, wenn man

sich freiwillig dafür entscheidet. Es ist richtig und wichtig, einiges auszuprobieren, bis man die passenden Rituale für sich gefunden hat – und dann sollte man dabei bleiben.
Die Rituale sind als Möglichkeiten gedacht, es sind Vorschläge, die Sie nach Ihren eigenen Interessen und Vorlieben abwandeln, variieren und kombinieren können. Beginnen Sie mit ein oder zwei Ritualen, die Sie besonders ansprechen oder die Ihnen besonders leichtfallen, und ergänzen Sie nach und nach. Wenn wir unseren bisherigen Alltag zu schnell „umkrempeln", verlieren wir die Freude am Neuen und bleiben letztlich ganz beim Alten. Und das wäre schade.

Kuren sind eine Möglichkeit, konstitutionelle Schwächen zu stärken und die eigene Gesundheit zu unterstützen, indem man über einen längeren Zeitraum regelmäßig ein bestimmtes Elixier einnimmt. Die Elixiere kann man im Fachhandel beziehen oder selbst herstellen – einige Rezepte finden Sie ab Seite 220.

Wie ernähre ich mich richtig?

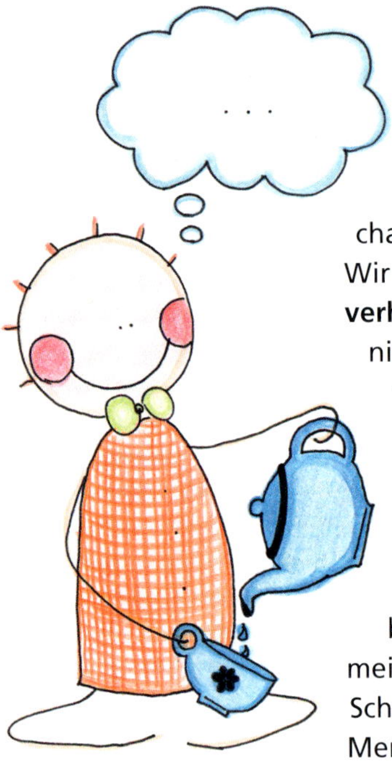

Diese Frage lässt sich nicht auf Kriterien, wie Fettanteil oder Spurenelemente, Vitamine oder Kalorien reduzieren, sondern ist tatsächlich eine Frage von weitreichender Verantwortung geworden. Wir tragen nicht nur die Verantwortung für unser körperliches Wohl, sondern für Mechanismen, die weltumspannend (geworden) sind.
Wir alle beeinflussen mit unserem **Ess- und Einkaufsverhalten** den Weltmarkt. Diese Tatsache ist uns meist nicht bewusst und der Gedanke erscheint uns übertrieben. Wenn wir in unseren Breiten exotische Früchte und Lebensmittel vom anderen Ende der Welt konsumieren, hat dies weitreichende Folgen auf die Herkunftsländer, auf deren Böden und auf das Klima – und das weltweit. Und es hat Folgen für die Bevölkerung, deren Natur durch den Anbau von Monokulturen zerstört wird und die zudem meist unter schlechten Bedingungen arbeiten müssen.
Schon Hildegard beschrieb die Verbundenheit aller Menschen untereinander und mit allem, was die Natur hervorbringt, und verglich es mit einem weltumspannenden Netz, das so sensibel reagiert, dass alle Maschen bewegt werden, wenn wir an einer einzigen ziehen.
Deshalb können wir **Verantwortung** nicht an Supermärkte delegieren und gedankenlos einkaufen, was sie uns anbieten. Wir müssen uns bewusst sein, dass wir mit unserem Ess- und Kaufverhalten eine Nachfrage steuern, die in anderen Kontinenten Auswirkungen hat.

Wenn wir dies alles bedenken, könnte uns die Lust am Essen vergehen. Damit dies nicht geschieht, gibt es einige **Kriterien**, nach denen wir uns verhalten können:

- Kaufen Sie regional ein
- wählen Sie Produkte der Saison
- achten Sie auf Qualität
- zahlen Sie einen fairen Preis

Wenn Sie diese Kriterien berücksichtigen, ernähren Sie sich automatisch hochwertig und richtig, denn die saisonalen und regionalen Produkte sind sonnengereift und dadurch reich an Vitaminen. Sie haben kurze Transportwege, kommen dadurch frisch auf den Markt oder in den Supermarkt und hinterlassen wenig Spuren von CO_2.
Als Konsument dürfen und sollen Sie kritisch sein. Fragen Sie bei Ihrem Anbieter auf dem Markt nach, woher er seine Produkte bezieht, oder versuchen Sie, in den Genuss einer Gemüsekiste zu kommen, die in sehr vielen Regionen angeboten wird.

Eine **schmackhafte Küche** ist auch ohne Exoten möglich, denn mit regionalen und saisonalen Produkten ist eine vernünftige Abwechslung auf dem Speiseplan möglich.
Achten Sie auf Ihre Vorlieben, die sich im Ablauf der Jahreszeiten sicherlich verändern, denn sie zeigen Ihnen, ob Ihr Körper eine wärmende Suppe oder einen kühlenden Salat braucht. Beschränken Sie sich auf die Hauptmahlzeiten und achten Sie auf die Größe der Portionen. Reduzieren Sie auch die Zahl der Beilagen innerhalb eines Gerichts. Mit dieser freiwilligen Zurückhaltung erweisen Sie Ihrem Körper einen großen Dienst und er wird es Ihnen mit Vitalität und Gesundheit danken. Denken Sie an die Wohltat der Essenspausen beim Fasten. Und lassen Sie sich von Ihren Eltern oder Großeltern erzählen, wie einfach und dennoch schmackhaft früher ein Mittagessen an den Wochentagen war und wie gut dafür der Sonntagsbraten geschmeckt hat.

Bereiten Sie Ihre **Mahlzeit liebevoll** zu und essen Sie mit dem Gefühl der Dankbarkeit. Essen Sie in Ruhe, im Sitzen und ohne Fernseher oder Handy.
Genießen Sie das Gefühl, angenehm satt zu sein, und spüren Sie, wie die Energie, die nicht gänzlich zur Verdauung verbraucht wird, für die weiteren Tagesaufgaben zur Verfügung steht. Und Sie werden bemerken, dass Sie fröhlicher sind, wenn der Bauch nicht der Mittelpunkt Ihres Lebens ist.

Wenn wir uns in unserer Mitte spüren, ist der Bauch nicht der Mittelpunkt.

Überraschend, aber für viele gleichzeitig erleichternd, mag Hildegards Hinweis sein, dass der gesunde Erwachsene **kein Frühstück** benötigt, da er durch den nächtlichen Schlaf ausgeruht ist und seine Energie nicht gleich für die Verdauung verbrauchen soll.
Spüren Sie bewusst nach, ob und wann sich am Morgen ein Hungergefühl einstellt und wie es sich anfühlt, wenn Sie erst im Laufe des Vormittags Ihr Frühstück einnehmen. Trinken Sie am Morgen Tee und warten Sie ab, bis sich der Appetit meldet. Kaffee ist ein Genussmittel und kein Frühstücksgetränk. Versuchen Sie auch diesen „Genuss" auf später zu verschieben.

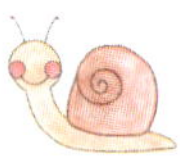

Das **Frühstück als erste Mahlzeit des Tages** (dies kann, wie gesagt, im Laufe des Vormittags sein) sollte nach Hildegard immer warm sein: ein Habermus, ein Grießbrei oder gut gekautes Brot. Auch in den meisten anderen Ländern und Kulturen ist bzw. war ein Getreidebrei das obligate Frühstück. So war es der Porridge in England und Skandinavien und der Reisbrei in den asiatischen Ländern.
Kinder, alte und kranke Menschen hingegen sollten nach Hildegard immer frühstücken. Kinder, die frühmorgens dennoch nicht frühstücken mögen, sollten auf jeden Fall eine gesunde Jause mit in die Schule nehmen.

Für viele wird es auch erfreulich sein, dass Hildegard das **Trinken während der Mahlzeiten** befürwortet, damit die Verdauungssäfte die Nahrung gut verarbeiten können. Sie vergleicht die Verdauung mit einem Mahlstein, der mit Wasser gekühlt werden muss, damit der Stein und das Mehl nicht zu sehr erhitzt werden.

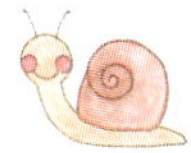

Das **Mittagessen** sollte **Dinkel** in Form von Nudeln, Reis, Flocken, Korn oder Schrot als Basis enthalten, ergänzt durch Gemüse oder Salat. Je weniger verschiedene Beilagen bei einem Menü serviert werden, desto leichter verdaulich ist das Mahl. Allerdings ist eine **gesunde Abwechslung** im Lauf der Tage sinnvoll, denn sie bringt Freude auf den Teller und **die liebevolle Zubereitung** wertet jedes Essen auf.

Das **Abendessen** kann aus denselben Zutaten bestehen wie das Mittagessen oder durchaus auch ein Getreidebrei sein. Es sollte allerdings nach Hildegard noch bei Helligkeit eingenommen werden – im Winter also früher als im Sommer. Von der Menge her sollte es am Abend etwas weniger sein als zu Mittag und zudem ist Salat zu meiden, denn der Körper schränkt gegen Abend die Verdauungstätigkeit immer mehr ein, so dass zu spät Gegessenes schließlich unverdaut im Darmbereich liegen bleibt.

Je nach Typ (siehe Seite 199) **und je nach Jahreszeit** ist es sinnvoll, die Lebensmittel nach „thermischen Kriterien" zu wählen: Dinkel, Maroni und Datteln wärmen Magen und Körper von innen und sollten daher bevorzugt während der Winterzeit gegessen werden. Himbeeren, Zitrusfrüchte, Rindfleisch und Salat wirken hingegen kühlend und sind im Sommer eine gute Wahl. Wer die Nahrungsmittel nach regionalen und saisonalen Angeboten auswählt, liegt meistens ohnehin richtig.

Wer traurig ist, sollte nach Hildegard *„genügend von den ihm bekömmlichen Speisen essen, damit er durch das Essen wieder belebt wird"*. Wer große Freude hat oder verliebt ist, sollte hingegen nur mäßig essen, weil *„die Säfte durcheinandergeraten"*.

Nach den Mahlzeiten tragen Bewegung oder ein Spaziergang zur besseren Verdauung bei. Aber auch ein Mittagsschlaf von 10 bis 20 Minuten ist sehr zu empfehlen, da er für körperliche und geistige Fitness sorgt und nachweislich zu mehr Leistungsfähigkeit und Aufmerksamkeit führt.

Der Hitze- und der Kältetyp

Wie jemand das Fasten erlebt, hängt unter anderem auch davon ab, ob er eher ein Hitzetyp oder eher ein Kältetyp ist. Beide Typen haben ganz spezielle Bedürfnisse, Empfindlichkeiten und Beschwerden und benötigen demzufolge auch unterschiedliche Fastenhilfen und Maßnahmen. Hildegard selbst spricht nicht vom Hitze- oder Kältetyp, sondern beschreibt entsprechend der damaligen „Säftelehre" unterschiedliche „Phlegmen". Sie unterscheidet dabei Menschen mit einem „kalten" Magen von Menschen mit einem „warmen" Magen. In ihren Beschreibungen der Lebensmittel und Gewürze weist sie stets auf die wärmende oder kühlende, die trocknende oder befeuchtende Eigenschaft hin, die das „Phlegma" des Menschen jeweils stärkt oder schwächt.

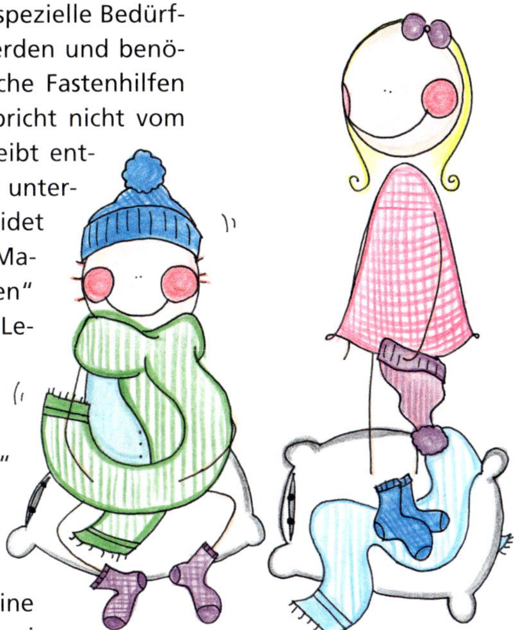

In der Realität gibt es nur selten reine Hitze- bzw. reine Kältetypen, üblicherweise sind wir „Mischtypen", die entweder zu Hitze oder zu Kälte neigen. Diese „Mischung" kann sich im Laufe des Lebens auch verändern: durch neue Gewohnheiten, neue innere Lebenseinstellungen oder durch äußere Umstände. Hormone spielen in diesem Zusammenhang zusätzlich eine wichtige Rolle. Es ist also nicht nur während, sondern auch nach dem Fasten sinnvoll, seinem Grundtyp entsprechend für sich zu sorgen, um die wohltuende, „wohltemperierte" Mitte zu finden.

Der Hitze- und Kältetyp ist hier in seiner ganz charakteristischen Ausprägung aufgelistet, um Ihnen eine leichtere Zuordnung zu ermöglichen. Je mehr Sie sich in einem Fastentyp wiederfinden, umso eher entsprechen Ihnen die Anregungen, Hinweise und Empfehlungen. Behalten Sie jedoch bei allen Maßnahmen das rechte Maß, die „Discretio" im Auge. Denn wer nur noch wärmende oder nur noch kühlende Lebensmittel zu sich nimmt, tut sich auf Dauer nichts Gutes. Es geht – wie immer – um eine wohltuende Ausgewogenheit, um die berühmte „goldene Mitte".

Grundsätzlich gilt:

- Orientieren Sie sich an den sechs goldenen Lebensregeln (Seite 204).
- Ernähren Sie sich mit Lebensmitteln der Saison aus Ihrer Region.
- Versorgen Sie Ihre Körperzellen mit genügend Wasser, das verbessert Ihr Wohlbefinden.
- Achten Sie auf eine ausbalancierte Körperhaltung, sie beeinflusst Ihre Stimmung.
- Gönnen Sie Ihrem Körper ausreichend Ruhe und Bewegung.
- Arbeiten mit Naturmaterialien erweitert unser „Be-Greifen".
- Erfreuen Sie sich an der Natur und gehen Sie achtsam mit ihr um.

Der Hitzetyp

Typische Befindlichkeiten, körperliche Beschwerden und Leiden des Hitzetyps sind:

- ständig aktiv
- schneller Pulsschlag
- schwitzt rasch
- viel Durst

- leicht erregbar („die Galle läuft schnell über“)
- neigt zu Bluthochdruck
- Schlaflosigkeit
- Nachtschweiß
- heiße Fußsohlen
- schnelles Sprechen
- Heißhunger-Attacken
- Herzjagen
- Bindehautentzündung
- seitliche Kopfschmerzen
- träge Verdauung bis Verstopfung
- Magengeschwüre
- Zahnfleisch- und Nasenbluten
- Aufstoßen und Mundgeruch
- Störungen im Bereich der Leber und der Galle

Gegenmaßnahmen für den Hitzetyp:

- Luftige Kleidung in kühlen Farbtönen tragen.
- Sich mit Farben in kühlen Blautönen umgeben.
- Für Bewegung an der frischen Luft sorgen.
- „Hitzköpfen“ genügt im Winter meist ein Stirnband zum Schutz der Ohren.
- Kühlende Armbäder machen.
- Bewusst Ruhephasen einplanen.
- Langsame Übungen wie Yoga oder Meditation ins Leben integrieren (wirkt beruhigend).
- Sich in den Hildegardtugenden der Geduld und Barmherzigkeit üben.
- Entgiften und Entschlacken mit dem Hildegard-Aderlass oder dem Wasserlinsenelixier.

Ernährung

- Nach Möglichkeit **auf „hitzende“ Lebensmittel verzichten** bzw. sie nur selten und dann ganz bewusst einsetzen: Schweinefleisch, Alkohol, Kaffee, Chili, Pfeffer, Knoblauch, Ingwer und Zwiebel wirken hitzend. Auch Hafer, tierisches Fett und zu viel Salz besser meiden.

- **Greifen Sie zu kühlenden und befeuchtenden Lebensmitteln:** frisches Obst, Salat, Getreide als neutrales Lebensmittel, Rindfleisch, Lammfleisch, Mohn, Flohsamen, Grüner Tee, Pfefferminze, Himbeeren.

Der Kältetyp

Typische Befindlichkeiten, körperliche Beschwerden und Leiden des Kältetyps sind:

- Müdigkeit
- Konzentrationsmangel
- kalte Hände und blasses Gesicht
- Hang zum Grübeln
- oft gereizt
- kann schlecht einschlafen
- rasch erschöpft
- Unlust und Ängstlichkeit bis hin zur Depression
- Heißhunger auf Süßes
- maßlose Lust auf Kaffee
- schwaches Bindegewebe
- neigt zu Fettpölsterchen an den Oberschenkeln und am Po
- bekommt leicht blaue Flecken
- hat rasch ein unangenehmes Völlegefühl, das mit Durchfall und Blähungen abwechselt
- Störungen der Milz
- schlechte Verdauung
- häufig Darmprobleme
- Neigung zu Zellulitis und Nasennebenhöhlenproblemen
- Verschleimung im Hals und auf den Bronchien
- ständige Infekte

Gegenmaßnahmen für den Kältetyp:

- Auf warme Füße achten (Dachsfelleinlagen).
- Pulswärmer, Hals- und Kopfbedeckung tragen.
- Sich mit Farben in wärmenden Rottönen umgeben.
- Warme Fußbäder machen.
- Bewusst in eine gemäßigte Aktivität gehen.
- Mit Tätigkeiten, die Freude machen, das innere Feuer schüren.
- Den Energiehaushalt z. B. mit Meditationen und Qi Gong stärken (wirkt anregend).
- Sich in den Hildegardtugenden der Freude und Nächstenliebe üben.
- Für Bewegung in der Natur sorgen.
- Hildegard-Schröpfen und morgendliches Bertramziehen, um die Schleimproblematik auszugleichen.

Ernährung

- Nach Möglichkeit auf „kühlende" und **„befeuchtende" Lebensmittel verzichten** bzw. sie nur selten und dann ganz bewusst einsetzen: Rohkost, Tomaten, Gurken, Milchprodukte (besonders Joghurt), Zucker, Zitrusfrüchte, rohe Müslis, Mineralwasser, schwarzer und grüner Tee. Auch Eiskaltes, Fett-Süßes bzw. Fett-Salziges meiden, da es zu noch mehr „Schleimbildung" führt.
- **Greifen Sie zu wärmenden Lebensmitteln:** Dinkel, Hafer, Maroni, Datteln, Quitte, Mispel, Fenchel, Karotte, Kürbis, Sellerie, Schaf, Ziege, Huhn (Fleisch nur in kleinen Mengen), Mandeln und würzen Sie Ihre Speisen bevorzugt mit Galgant, Bertram, Nelken, Muskatnuss und Zimt.

Der Kältetyp sollte nicht Saftfasten. Ein gemäßigtes Brot- oder Dinkel-Obst-Gemüse-Fasten ist für ihn viel sinnvoller.

Die sechs goldenen Lebensregeln

Die sechs goldenen Lebensregeln sind ein Anhaltspunkt, um auch nach der Zeit des Fastens die gemachten Erfahrungen beizubehalten und zu vertiefen. Im Idealfall dienen sie dazu, ein Leben nach den Kriterien der Hildegardlehre und nach ihrem Motto „Pflege das Leben, wo du es triffst" zu führen. Wer diese sechs Lebensregeln beherzigt, findet immer wieder in seine eigene Mitte und lernt, sein eigenes Maß beizubehalten. Die hl. Hildegard hat diese Regeln nicht in dieser Form niedergeschrieben, sondern sie wurden anhand ihrer ausführlichen Schriften vom Hildegardpionier Dr. Hertzka erarbeitet.

1. Lebensenergie schöpfen aus den vier Weltelementen Feuer, Luft, Wasser und Erde durch positive Naturerlebnisse und natürliche Heilmittel.
2. Beim Essen und Trinken auf die Subtilität der Lebensmittel achten – also auf die nützlichen Kräfte, die die Natur bereithält.
3. Bewegung und Ruhe in ein Gleichgewicht bringen. Für das richtige Maß an Spannung und Entspannung sorgen.
4. Schlafen und Wachen regulieren – zur Regeneration strapazierter Nerven.
5. Ausleitung von Verunreinigungen und Schadstoffen im Bindegewebe durch Kuren, Fasten, Schröpfen und Aderlass.
6. Seelische Abwehrkräfte stabilisieren, indem wir eigene Schattenseiten (Laster) erkennen und durch Tugenden ausgleichen. Talente als Geschenk betrachten und pflegen.

Lebensenergie schöpfen aus den vier Elementen

Hildegard sagt über die Elemente:
„Die Elemente nehmen jede menschliche Eigenschaft in sich auf … denn der Mensch ist mit ihnen und sie mit dem Menschen … Denn das Unruhige, Kriegerische im Handeln der Menschen versetzt die Elemente oft in heftige Bewegung, wie wenn ein Mensch ein Netz in seiner Hand hält und es bewegt, so bringt auch der Mensch die Elemente in Bewegung, so dass sie entsprechend seinen Werken ihren Einfluss ausüben."

Wenn wir den Einfluss, den jeder Einzelne von uns auf das Ganze hat, von diesem Standpunkt aus betrachten, wird die Verantwortung klar, die jeder von uns trägt. Es ist nicht egal, wie wir unser Leben gestalten und wie wir mit unseren Mitmenschen und mit der Natur umgehen. Da die Elemente Feuer, Luft, Wasser und Erde mit uns korrespondieren, sollten wir diese in uns selber regelmäßig durch positive Naturerlebnisse stärken.

Die Bedeutung aller vier Elemente ist groß und wir sind aufgerufen, zu unser aller Wohl bewusst damit umzugehen und auf eine gesunde Umwelt zu achten.

„Als Gott die Welt erschuf, festigte er sie durch die vier Elemente … ***Das Feuer*** *… besitzt fünf Kräfte, nämlich Hitze, Kälte, Feuchtigkeit, Luft und Bewegung, wie auch der Mensch über fünf Sinne verfügt …"*
Schüren Sie Ihr **inneres Feuer** durch die Wärme eines Kaminfeuers, die Romantik eines Lagerfeuers, den Schein einer Kerze oder durch ein gezieltes Sonnenbad.

*„**Die Luft** ist der Hauch, der im Tau den keimenden Pflanzen die Feuchtigkeit eingibt, so dass alles grünen kann, bringt durch das Wehen die Blumen hervor und bringt alles durch die Wärme zur Reife …"*
Lassen Sie sich durch das Element **Luft beflügeln**, indem Sie bewusst ein- und ausatmen, dem Treiben der

Im Umgang mit den Elementen stärken wir unsere Lebenskraft – unsere Viriditas.

Blätter im Wind zusehen oder ziehende Wolken verfolgen.

*„**Das Wasser** besitzt fünfzehn Kräfte ... denn aus lebendiger Quelle entspringen die Wasser, die allen Schmutz abwaschen ..."*
Genießen Sie **Wasser** als reinigendes Element, indem Sie die tägliche Dusche als Ritual zelebrieren, einen Bach in seinem Lauf beobachten und ihm Ihre Sorgen mitgeben oder indem Sie im Morgentau barfuß durch die feuchte Wiese laufen.

*„**Die Erde** ... hat die Kraft, wachsen und welken zu lassen ... erhält die Lebewesen am Leben und trägt alles ... Gott hat die Erde so angelegt, dass sie zur passenden Zeit keimen lässt und zur passenden Zeit mit dem Keimen aufhört, so wie auch der Mond zunimmt und abnimmt."*
Das Element **Erde** stärken Sie durch Spaziergänge und Wanderungen, durch „erdige" Tätigkeiten wie Gartenarbeit, die Pflege von Zimmerpflanzen, aber auch durch den Umgang mit Lebensmitteln (z. B. Gemüse putzen).

Subtilität der Lebensmittel

Subtilität ist die Heilwirkung, die jedem Teil der Schöpfung innewohnt

Die Subtilität ist ein wichtiger Begriff, der nur in der Ernährungslehre nach Hildegard vorkommt. Sie ist die Heilwirkung, die jedem Teil der Schöpfung innewohnt. Die Wechselwirkung zwischen Heilmittel und Lebensmittel wird in der Hildegardküche offensichtlich. Hildegard unterteilt Lebensmittel (Kräuter, Pflanzen, Tiere) in die Kriterien warm, kühl, trocken, feucht und neutral und zeigt damit eine interessante Parallele zur chinesischen Ernährungslehre. So wirkt Hafer hitzend und sollte vom „Hitzetyp" gemieden werden. Kürbis hingegen ist in seiner Subtilität neutral und deshalb auch für jeden Menschentyp geeignet.

Über die Lebensmittel beziehen wir unsere Energie und je besser deren Qualität, desto energiegeladener und fröhlicher sind wir. Subtilität ist nicht messbar, sehr wohl aber spürbar. Sie ist sozusagen die **„spezifische, seelische Komponente"**, die jedem Wesen und jeder Pflanze innewohnt und auf den Menschen wirkt.

Deshalb sind industriell gefertigte Produkte (Fertigmenüs) in ihrer Subtilität nicht zu vergleichen mit selbst gemachten Speisen aus Bio-Produktion. Die Subtilität eines Lebensmittels hängt auch vom Boden, von den klimatischen Verhältnissen und von der Betreuung ab. Ein liebevoll gepflegter Garten bringt andere Erträge als ein verwahrloster. Eine Mahlzeit, die mit Freude zubereitet wird, schmeckt anders als seelenloses „Schnellfutter".

Bewegung und Ruhe ins Gleichgewicht bringen

Das Leben ist immer bipolar: Wo es Schatten gibt, ist auch Licht, zur Männlichkeit gehört die Weiblichkeit, nach Spannung folgt Entspannung. Es ist wichtig, für Ausgleich zu sorgen, indem wir nach einem anstrengenden Tag die notwendige Ruhe zulassen. Der Sonntag sollte Ruhetag sein und nicht zum stressigen Freizeittag ausarten.

So sollten z. B. hyperaktive Kinder nicht in ihrer Aktivität unterstützt werden (in der Hoffnung, dass sie leerlaufen). Vielmehr sollten sie mit kurzen Ruhepausen, die im Laufe der Zeit länger werden, an Entspannung gewöhnt werden.

Schlafen und Wachen regulieren

Schlaf ist keine vergeudete Zeit, in der wir nichts tun, sondern dringend notwendige Ruhezeit, um die Ta-

geserlebnisse zu verarbeiten und unseren Nerven die verdiente Pause zu gönnen.
Jeder Mensch hat ein unterschiedliches Schlafbedürfnis und jeder sollte nachspüren, was für ihn das richtige Maß ist. Wenn wir „in der Ordnung" sind und bereit, auf unsere Organuhr bzw. auf unsere innere Uhr zu hören, dann spüren wir, wann der richtige Zeitpunkt ist, um schlafen zu gehen.
Wenn sich der Schlaf-Wach-Rhythmus eingependelt hat, ist das Aufstehen nicht mehr täglicher Kampf, sondern ein Vergnügen. Gönnen Sie sich hin und wieder eine extra lange Nacht. Gehen Sie zu dem Zeitpunkt schlafen, an dem Sie müde sind, auch wenn dies schon am frühen Abend ist.
Auch der Mittagsschlaf „kostet keine Zeit", sondern bringt neue Energie und damit einen wachen Nachmittag.

Ausleitung von Verunreinigungen und Schadstoffen

Wir nehmen täglich mehr oder weniger Schadstoffe über Umwelt und Nahrung zu uns. Wir produzieren aber auch selbst durch unser Verhalten wie Zorn, Ungeduld, Stress, Trauer usw. „Fehlsäfte". Diese Stoffe lagern sich als Schlacken im Bindegewebe, im Blut und im Fett ab und wir sollten sie von Zeit zu Zeit durch Fasten, spezielle Kuren, Aderlass oder Schröpfen ausleiten.

Seelische Abwehrkräfte stabilisieren

Stärken pflegen, damit Schwächen in den Hintergrund treten

Hildegard beschreibt sehr eindrücklich 35 „Untugenden", mit denen ein Mensch im Laufe seines Lebens konfrontiert werden kann (Maßlosigkeit, Bequemlichkeit, Neid, Streitsucht, Vergnügungssucht oder Zorn). Sie weist auch ganz klar darauf hin, wie mit diesen Problemen umgegangen werden soll. Es geht darum, die Tugenden bzw. die persönlichen Stärken zu pflegen, damit die Schwächen in den Hintergrund treten können und mit der Zeit idealerweise völlig verschwinden. Neigt ein Mensch zum Zorn, sollte er anderen nicht von seinen Zornausbrüchen und von seiner Wut erzählen, sondern sich bewusst in geduldigem Schweigen üben. Auf diese Weise wird dem Zorn die Nahrung entzogen und die Geduld kann ihre positive Kraft entfalten.

Rituale für ein freudvolles und erfülltes Leben

Das Wort Ritual wurde abgewandelt von „Ritus" und dieser war ursprünglich ein feierlicher, religiöser Brauch. Nach heutiger Definition ist ein Ritual eine **Handlung, die ich regelmäßig und gleichbleibend wiederholen** kann und so zum Fixpunkt in meinem Alltag werden lasse. Wir können Rituale an den Anfang und an das Ende des Tages setzen und wir können auch das Alltägliche selbst zum Ritual werden lassen, um damit unsere Dankbarkeit auszudrücken und uns in Achtsamkeit zu üben.

Mit kleinen Ritualen veredeln wir das Alltägliche, schaffen wir besondere Plätze und vertiefen wir Beziehungen. Wir gehen bewusst in Beziehung zu uns selbst, zu unseren Mitmenschen, zu Familie und Freunden und zum Göttlichen. Wir drücken uns und unsere Vorstellungen aus und machen sichtbar, was uns wichtig ist.

Rituale werden für uns selbstverständlich, wenn wir sie eine Zeit lang pflegen, und sie geben eine Struktur, die durch den Tag und durch die Woche – und letztlich durchs Leben – trägt. Wir werden spüren und wahrnehmen, dass der Morgen eine ganz andere Qualität hat als der Abend, dass ein Tag, der hektisch begonnen hat, durch ein Ritual verändert werden kann und dass eine schlechte Stimmung in eine neutrale oder sogar positive gewandelt werden kann.

Durch Rituale sind wir weniger vom Außen abhängig und leben nach unserem eigenen Rhythmus und nach unseren Vorstellungen. Wer den Tag durch seinen eigenen Rhythmus strukturiert, erlebt die Zeit anders, gewinnt Lebensqualität und hat das Gefühl, sein eigenes Leben zu gestalten.

Die Benediktinerregel „Ora et labora" besagt, **acht Stunden** zu **arbeiten**, acht Stunden zu **schlafen** bzw. zu ruhen und acht Stunden zu **beten**. Zum „Beten" gehörte damals auch das gemeinsame Singen und Tanzen. Auf heute umgelegt würde dies bedeuten, dass wir „nur" acht Stunden arbeiten, wobei Hausarbeit und Berufsarbeit ein und dasselbe sind, und dass wir genügend schlafen. Die restlichen acht Stunden würden wir dem Gebet, der Meditation, der Pflege unserer Interessen und Talente und dem fröhlichen und erfüllenden Beisammensein in unserer Familie und mit unseren Freunden widmen. So ein Leben hätten wir alle gerne – und wir könnten es haben, wenn wir uns etwas verlangsamten und innehielten.

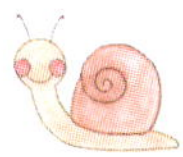

Mit Ritualen durch den Tag

Rituale lassen sich jederzeit in den Alltag einbauen. Nach den wohltuenden Erfahrungen während der Fastenzeit gelingt dies relativ leicht, und wenn im Laufe der Zeit eins nach dem anderen dazukommt, verändert dies das eigene Leben und die Befindlichkeit fast unmerklich, aber stetig und nachhaltig.
Die angeführten Rituale sind Beispiele und können nach eigenem Gutdünken abgewandelt, ergänzt oder gekürzt werden. Gerade am Anfang werden Sie vielleicht nicht alle Rituale einhalten und Sie brauchen etwas Geduld mit sich selbst, bis aus einer gewissen „Routine" Rituale erwachsen.

Morgenritual
Etwas früher aufstehen und nicht gleich das Frühstück zubereiten, sondern den Tag bewusst begrüßen, indem Sie das Fenster öffnen oder sogar nach draußen gehen und die frische Luft tief einatmen.

Mit einer Gebetsgebärde die Kraft und Energie des Tages spüren und sich davon erfüllen lassen. Finden Sie Ihre eigene Bewegung oder Haltung, die für Sie stimmig ist. Eine Möglichkeit wäre z. B.:
Mit beiden Füßen Kontakt zum Boden und somit zum Element Erde aufnehmen und sich vorstellen, wie Sie durch die Erde gehalten, getragen und versorgt werden. Tief einatmen und das Element Luft wahrnehmen. Kopf und Körper aufrichten, die Schultern nach hinten strecken, die Arme wahrnehmen und die Handflächen nach vorne drehen. Die Kraft und den Segen für den kommenden Tag erbitten und die Arme und Hände im eigenen Tempo nach oben strecken und aus der Fülle des Tages schöpfen. So lange in dieser Stellung verweilen, bis „es sich gut anfühlt", die Hände über dem Kopf in der Gebetsgebärde schließen und vors Herz führen. Stellen Sie sich vor, dass das Geschenk dieses Tages in den Händen verborgen ist, neigen Sie sich dann vertrauensvoll nach vorne und bedanken Sie sich.

Auch wenn wir manch Schweres zugedacht, ja sogar zugemutet bekommen, können wir darauf vertrauen, dass wir es meistern können und daraus lernen werden.

Pausen zwischendurch

Am Vormittag und am Nachmittag bewusst eine Pause einlegen, tief ein- und ausatmen und sich strecken oder einen kurzen Bewegungsablauf machen. So signalisieren wir uns selber, dass wir „lassen können", was wir gerade tun. In diesen Minuten können wir etwas trinken und bewusst auf den Geschmack achten, wir können aus dem Fenster schauen und den Anblick genießen oder etwas genau betrachten, was unsere Aufmerksamkeit auf sich gezogen hat. Vielleicht sehen wir gerade eine schöne Wolkenstimmung oder ein Blumenarrangement, oder wir schließen die Augen und genießen die Ruhe.

Herzwein ist ein Pausengetränk, das den Kreislauf stärkt und die Laune hebt.

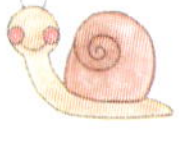

Achtsamkeitsübungen zwischendurch

Auch während unserer Tätigkeiten und unserer Arbeit können wir unser Tun aufwerten, wenn wir ganz bei der Sache sind und unsere Gedanken und unsere Aufmerksamkeit auf das lenken, woran wir gerade arbeiten. Wer bemerkt, dass die Arbeit lästig ist, kann versuchen, mit einem inneren Lächeln diese „Pflicht" leichter zu nehmen.

Tätigkeiten in Ruhe verrichten, damit sie gelingen. Ruhe ist nicht gleichbedeutend mit Langsamkeit, sondern es ist eine innere Haltung, die der Arbeit Qualität verleiht.

Wenn eine Arbeit oder eine Aufgabe nicht gelingen will, nach innen spüren, und wenn wir Widerstand wahrnehmen, eine kleine Pause einlegen und noch einmal „von Neuem" anfangen. Jeder Anfang, auch in diesen kleinen Dingen, ist eine Chance, dass es besser oder leichter gelingt.

Mahlzeiten als Ritual

Wir essen heute oft im Gehen, im Stehen und ganz nebenbei. Diese „acht-losen" Mahlzeiten sind wenig befriedigend und nähren uns nicht ausreichend, denn sie erreichen unsere seelischen Bedürfnisse nicht. Versuchen Sie, zumindest eine gemeinsame Mahlzeit pro Tag **im Kreise Ihrer Familie** einzuhalten.

Bereiten Sie die Mahlzeiten liebevoll zu und achten Sie auf eine fröhliche Atmosphäre während der Mahlzeiten.

Handys, Fernseher und Radio wirken störend und „dürfen" während des Essens ausgeschaltet sein, damit das Essen zu einem kleinen Fest, zu einem Ritual wird.

Das **Tischgebet** ist bei den meisten aus der Mode gekommen und aus dem Alltag verschwunden. Beleben Sie es auf eine neue Art, indem Sie vor dem Essen kurz innehalten, den Anblick der Speisen wirken lassen, den

Tischgebet:
Gesegnet sei diese Mahlzeit,
sie möge uns nähren an Leib und Seele.
Gesegnet sei diese Tischgemeinschaft,
sie möge uns erfüllen und wachsen lassen.
Gesegnet sei die Quelle, die dies möglich macht.

Duft genießen und ein kleines „Danke“ sagen oder denken und allen Anwesenden in die Augen sehen.

Mittagsschlaf

Der Mittagsschlaf wurde von den meisten Menschen in allen Kulturen gepflegt und ist durch die Bedingungen der modernen Arbeitswelt heutzutage nicht bzw. nur erschwert möglich. Aktuelle Studien belegen den Vorteil eines Mittagsschlafes: Die Zahl der Arbeitsunfälle bei den Personen, die einen Mittagsschlaf hielten, ging im Verhältnis zu denen, die keinen hatten, zurück und die Arbeitsleistung am Nachmittag ist bei ihnen höher als bei den „Nichtschläfern“. Der Mittagsschlaf gibt Elan für den Nachmittag und genügend Wachheit für einen erfüllenden Abend. Wem das Schläfchen mittags nicht möglich ist, der kann es durchaus nachholen, wenn er am späteren Nachmittag oder frühen Abend nach Hause kommt.

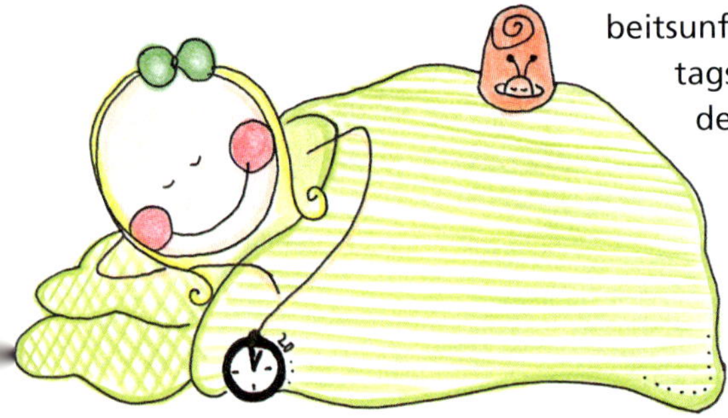

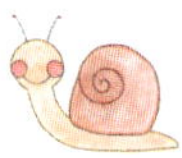

Zudem zeigt die Demenzforschung, dass ein regelmäßiger Mittagsschlaf dieser Krankheit vorbeugt.

Hildegard gab zu ihrer Zeit den einfachen Rat: *„Der Mensch soll nicht gleich nach dem Essen schlafen, bevor noch der Geschmack, der Saft und der Geruch der Speisen an ihren Ort gelangt sind, sondern er soll nach dem Essen eine kleine Weile auf den Schlaf verzichten …“*
Diese Anregung zeigt, dass ein Mittagsschlaf selbstverständlich ist, aber dass wir zuvor besser noch den Abwasch erledigen oder eine kleine Arbeit verrichten.

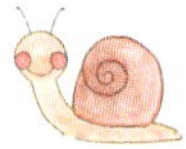

Das Mittagsschläfchen sollte auch nicht länger als 20 Minuten dauern, weil sonst laut Hildegard die „Säfte durcheinander geraten“. Heute wissen wir, dass nach 20 Minuten Schlaf das Hormon Serotonin in Melatonin umgewandelt wird. Melatonin sorgt für einen guten

Schlaf, was in der Nacht durchaus erwünscht, untertags aber lästig ist. Wenn wir mittags länger als 20 Minuten schlafen, wirkt das Melatonin und wir fühlen uns müde und wie gerädert.

Viriditas tanken

Die Viriditas ist eine Grundkraft, die der gesamten Schöpfung innewohnt, und wird als „Grünkraft" übersetzt. Modern ausgedrückt ist es die „Spannkraft" und Vitalität in uns, die wir täglich über den Kontakt mit den vier Elementen Erde, Wasser, Feuer und Luft pflegen sollten. Beispielsweise durch einen Spaziergang in der Natur, bei dem wir alle Sinne anregen, indem wir **über die Füße** unsere Reflexzonen stimulieren und mit dem Element **Erde** in Kontakt kommen, indem wir frische **Luft einatmen**, das **Grün** oder das Farbenspiel der **Natur sehen**, das Rascheln der Blätter oder das Zwitschern der Vögel **hören** und an einem Bachlauf oder See **Wasser spüren**. Für das Element **Feuer** steht die **Sonne**, die wärmt und Leben möglich macht.

„Viriditas" liegt auch auf dem Weg nach Hause oder vor der Haustüre. Diese Grund- bzw. Lebenskraft tanken wir von der Natur, wenn wir durch einen Park nach Hause gehen, die Luft bewusst einatmen oder unsere Schritte gezielt mit der Erde in Verbindung bringen.

Beendigung der Arbeit

Wer seine Arbeit beendet, kann mit einem Ritual ein deutliches Zeichen setzen und nimmt die Arbeit bzw. die Gedanken daran nicht mit nach Hause. Jeder findet das für sich passende Ritual, wobei das Aufräumen des Arbeitsplatzes schon ein solches sein könnte. Den Bürotisch aufräumen, die Werkstatt kehren oder den Computer herunterfahren – wenn ich dies sorgfältig und bewusst mache, beende ich die Arbeitszeit. Die Türe vom Büro bzw. vom Betrieb bewusst und kraftvoll schließen. Ein kleiner „Zwischenschritt" nach der Arbeit hilft, den Ärger nicht mit nach Hause zu nehmen, z. B. ein Stück des Weges zu Fuß gehen, einen kleinen Umweg machen oder einen neuen Weg einschlagen.

Feierabend

Wir können jeden Abend feiern, denn es ist nicht selbstverständlich, dass wir ihn erleben. Wir können dies bewusst tun mit einem „Ge-Danken", wenn wir das Auto heil in der Garage abstellen. Wenn wir die eigene Wohnungstüre aufsperren, können wir kurz dafür danken, dass wir eine Wohnung haben. Wir können für alles danken, das uns heute gelungen ist, und nachdenken, was uns die nicht so gelungenen Dinge lehren wollen.
Wenn wir die Haustüre aufsperren und die Schuhe ausziehen, können wir uns vorstellen, wie wir die belastenden Gedanken „ausziehen bzw. aussperren" und vor der Haustüre lassen.
Wenn wir die Kleidung wechseln, legen wir einen Teil des Tages und die damit verbundenen „Ein-Drücke" ab. Auch das Spielen mit Kindern oder eine ritualisierte Tätigkeit wie Blumengießen oder Teekochen beendet den Arbeitstag und läutet den Feierabend ein.

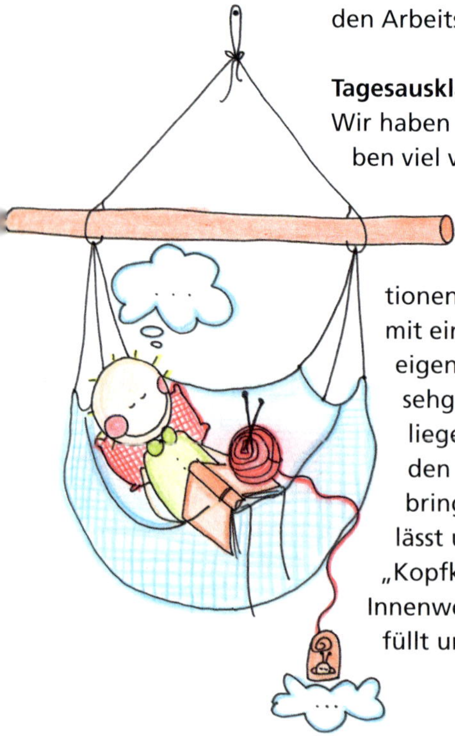

Tagesausklang

Wir haben unser Leben geschenkt bekommen und geben viel von unserer Lebenszeit her, wenn wir sie vor dem Fernseher verbringen. Wir spüren uns und unsere Bedürfnisse oft nicht mehr, weil wir mit den Geschichten und Sensationen anderer beschäftigt sind. Wir verschmelzen mit einer virtuellen Welt und halten sie für unsere eigene. Ein Ausstieg aus den „ritualisierten Fernsehgewohnheiten" wird möglich durch „Naheliegendes" wie einen schönen Sommerabend, den wir auf dem Balkon oder in der Natur verbringen. Ein Buch, das uns fesselt oder beseelt, lässt unsere inneren Bilder aufsteigen und dieses „Kopfkino" gehört uns allein und zeigt uns unsere Innenwelt. Eine „Hand-Arbeit" befriedigt und erfüllt uns deshalb, weil es ein Ausdruck unseres Talents ist, und wenn wir „nichts" tun, kann dies durchaus erfüllend und somit ausreichend sein. Denn wenn wir genau schauen, gelangen wir zum Staunen und wenn wir genau hören, erfahren wir die Welt von innen.

Abendritual

Als Kinder haben wir alle die Erfahrung gemacht, dass das Vorlesen einer Geschichte und das Gute-Nacht-Gebet das Ende des Tages signalisiert haben, und wir geben diese Erfahrung in den meisten Fällen an unsere Kinder und Enkel weiter.

Als Erwachsene können wir das mit einer Abendmeditation oder mit Gebetsgebärden, wie sie beim Morgenritual beschrieben wurden, wieder beleben. Wir bedanken uns für den Tag und alles, was er uns an Erfreulichem gebracht hat, und bitten um Veränderung zum Guten bei den belastenden Ereignissen.

Finden Sie für sich eine Gebärde oder Geste, die den Abend beendet und den Übergang in die Nacht ritualisiert.

Ein warmes Fußbad am frühen Abend beruhigt und „zwingt" uns sanft zur Ruhe.

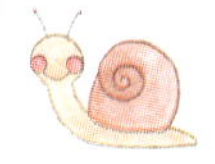

Schlaf

Wer eine Zeit lang nicht gut geschlafen hat, weiß, wie wichtig er für unser Wohlbefinden ist und wie gereizt wir werden, wenn wir zu wenig schlafen. Die Abendrituale helfen, die Nacht vorzubereiten, denn „*Wenn der Mensch schläft, dann erholt sich sein Mark und wächst, ... und erweitert die Weisheit und das Wissen im Menschen, während der Mensch unbewusst lebt. So besitzt also die Seele eine größere innere Wärme, wenn der Mensch schläft, als wenn er wach ist.*"

Der Jaspis unterm Kopfkissen, ein Dachsfell im Rückenbereich, der gelöschte Wein oder ein Löffel Maronihonig vor dem Zubettgehen können bei Schlafstörungen helfen.

Kuren nach dem Fasten

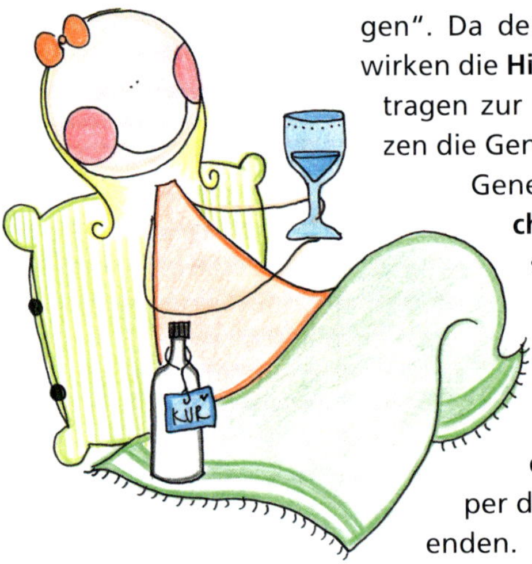

Um das wohlige und leichte Gefühl nach einer Fastenzeit länger zu behalten, kann man – je nach konstitutionellen Schwachstellen – eine Hildegardkur „anhängen". Da der Körper durch das Fasten gereinigt ist, wirken die **Hildegardelixiere** besonders nachhaltig und tragen zur Gesundheitsvorsorge bei bzw. unterstützen die Genesung.

Generell gilt, dass Kuren **mindestens drei Wochen** und **längstens drei Monate** dauern sollen und nicht unterbrochen werden dürfen. Wenn Sie einige Tage vergessen haben, das Elixier einzunehmen, sollten Sie die Kur beenden. Wenn Sie den Geschmack nicht mehr mögen, dürfen Sie darauf vertrauen, dass Ihr Körper das richtige Signal sendet, und die Kur beenden.

Die regelmäßige Einnahme von Hildegardelixieren führt zu einer Art Ritual und es hilft, dass wir uns unbewusst um uns selbst kümmern und immer wieder kleine Impulse setzen. Ein ganzheitliches Genesen oder Gesunden geschieht nie auf der körperlichen Ebene alleine, sondern auch auf der seelischen und geistigen. Wir können dieses Ritual sichtbar und bewusst machen, indem wir ein schönes Glas für das Elixier verwenden und kurz innehalten und tief einatmen, bevor wir es trinken. Wir können einen positiven Gedanken fassen und uns selbst ein Lächeln schenken.

Die Mengenangaben bei Hildegard lauten „oft" und „Schluck". Der Schluck ist die bestmögliche persönliche Mengeneinheit, denn eine 50-Kilo-Dame schluckt meist weniger als ein 90-Kilo-Mann.

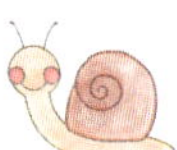

Wenn Sie Ihre Fastenzeit und die Einnahme des Birnbreis beendet haben, geben Sie Ihrem Körper einige Tage Zeit, sich zu orientieren. Nach drei bis sechs Tagen beginnen Sie mit der Kur Ihrer Wahl, ohne zu fasten. **(Wer die Birnbreikur fortsetzt, muss diese Pause nicht machen.)** Eine gemäßigte Ernährung unterstützt natürlich die Wirkung der Kur, aber Sie müssen nicht wochenlang auf Ihren geliebten Kaffee oder Ihre Leibspeisen verzichten.

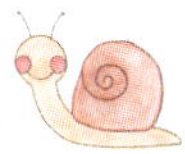

Birnbreikur

Wer den Birnbrei nach dem Fasten weiterhin einnehmen will, kann dies noch einige Tage oder sogar Wochen lang tun. Sowohl während dieser als auch während aller anderen Kuren kann wieder ganz „normal" gegessen werden.

Anwendung als Kur nach dem Fasten
Wie beim Fasten morgens nüchtern vor dem Zähneputzen und abends nach dem Zähneputzen 1 bis 2 Teelöffel Birnbrei einnehmen.
Eine Reinigungskur dauert etwa drei bis vier Wochen, bei Migräne bis zu drei Monaten. Birnbrei bei längerer Anwendung trotzdem maximal kiloweise zubereiten, da er nicht lange haltbar ist, und im Kühlschrank aufbewahren. Die Tagesportion sollte immer Raumtemperatur haben.

Anwendung als Kur unabhängig vom Fasten
Der Birnbrei dient zur **Darmsanierung** und hilft bei **Atembeschwerden, Asthma** und **Migräne**. Morgens nüchtern einen Teelöffel, nach dem Mittagessen 2 Teelöffel oder Esslöffel, vor dem Schlafengehen 3 Teelöffel oder Esslöffel einnehmen.

Wermutelixier

Das Wermutelixier bzw. der Maitrank ist ein **Universalheilmittel**. Es verbessert das **Immunsystem**, steigert die Leistung, wirkt sehr gut auf **Herz** und **Lunge**, verbessert die **Sehkraft**, stärkt den **Magen**, fördert die Bildung der **Verdauungssäfte** und stabilisiert den **Kreislauf**. Die Wermutkur wird von Mai bis Ende Oktober gemacht.

Die häufige Frage, ob das Wermutelixier jeden zweiten oder jeden dritten Tag einzunehmen ist, kann jeder für sich entscheiden. Der Originaltext lautet: „… der trinke von Mai bis Oktober jeden dritten Tag nüchtern vor dem Frühstück …" Die Ansicht, dass es jeden zweiten Tag getrunken werden sollte, hängt mit dem Bibeltext „am dritten Tage auferstanden" zusammen.

Das Wermutelixier wird auch deshalb Maitrank genannt, weil es mit dem im Mai geernteten Wermutsaft hergestellt wird. Hildegard nennt ihn auch den „Meister der Erschöpfung" und im Mai hat er die größte Kraft.

Herstellung

1 Liter guten Rot- oder Weißwein,
40 ml frischen oder pasteurisierten Pflanzensaft (Apotheke) und
3 Esslöffel Bienenhonig
aufkochen, abschäumen und in saubere Flaschen abfüllen.

Anwendung

Jeden dritten Tag morgens ein Likörglas Wermutelixier nüchtern trinken.

Hirschzungenelixier

Dieses Elixier bewirkt eine grundlegende **Körperreinigung** und ist ein hervorragendes Heilmittel bei **chronischem Asthma**, bei **Unterleibsleiden, Schilddrüsen- und Bauchspeicheldrüsenleiden** und bei **Hormonregulationsstörungen.**

Herstellung
1 Liter Rotwein und
6 g Hirschzungenkraut 5 Minuten kochen. Dann mit
3 Esslöffeln Honig
nochmals aufkochen und auskühlen lassen.
6 g Zimt und
3 g langen Pfeffer
dazugeben und nach nochmaligem Aufkochen abfiltern.

Überfordern Sie sich nicht, indem Sie alles selbst zubereiten wollen. Achten Sie auch hier auf Ihr Bedürfnis und Ihr persönliches Maß. Schätzen Sie ab, ob Sie an der Zubereitung Freude haben oder das Elixier von einer guten Quelle beziehen.

Anwendung
1. Woche: nach jedem Essen einen Schluck einnehmen,
2. bis 6. Woche: vor und nach dem Essen einen Schluck einnehmen.

Wasserlinsenelixier

Das Wasserlinsenelixier stärkt die **Abwehrkraft** und hilft hervorragend mit, Körpergifte und **Medikamentenrückstände auszuleiten**. Auch während und nach einer **Chemotherapie** ist es ein wunderbares Ausleitungsmittel. Zudem stärkt es die **Psyche** und das **Gemüt.**
Da die Herstellung sehr schwierig ist, ist es am sinnvollsten, das Wasserlinsenelixier in einer Hildegard-Apotheke zu kaufen.

Anwendung
Drei Monate lang am Morgen nüchtern und am Abend vor dem Zubettgehen ein Likörglas Wasserlinsenelixier trinken.

Aronstabelixier

Es hilft bei **Traurigkeit, Depressionen, Schock, klimakterischen Störungen, Drüsenproblemen** und bei **Stress.**

Herstellung
1 Liter Rot- oder Weißwein und
12 g geschnittene Aronstabwurzel 5 Minuten stark kochen. Abfiltern und auskühlen lassen.
Eine Chromstahlpfanne erhitzen, ausgekühlten (!) Wein in die heiße Pfanne geben und sofort vom Feuer nehmen,
1–2 gehäufte Esslöffel Bienenhonig dazugeben.

Bei Hildegard heißt es: „... tauche erhitzten Stahl in diesen Wein." Heutzutage verwenden wir eine Chromstahlpfanne auf die angegebene Art.

Anwendung
Pro Tag 2–3 Schlucke trinken. Eine Kur von 3 Wochen machen. Während des Jahres bei Bedarf einen Schluck nehmen.

Flohsamenwein

Flohsamenwein gilt als **Frohmacher** und fördert die **Verdauung**, lockert die Psyche, hilft bei **Hautleiden, Allergien** und auch **Gürtelrose**; zudem wirkt er beruhigend.

Der Flohsamenwein ist glibberig und deshalb angenehmer zu trinken, wenn man ein kleines Glas heiß ausspült und dann erst den Schluck Wein eingießt, weil er dann wieder flüssiger wird.

Herstellung
1 Liter Rotwein mit
4 gehäuften Kaffeelöffel Flohsamen 15 Minuten stark kochen, absieben und warm trinken.

Anwendung
Dreimal täglich einen Schluck warm vor dem Essen trinken.

Bertramwein

Dieser **Stärkungswein** gibt **Kraft**, fördert die **Verdauung**, leitet Gifte aus und **reinigt den Magen.**

Herstellung
1 gehäufter Esslöffel Bertramwurzeln über Nacht in
1 Liter Rotwein einweichen und stehen lassen.

Am Morgen 10 Minuten kochen,
abfiltern und anschließend
3 Esslöffel Bienenhonig dazugeben.
In Flaschen füllen und im Kühlschrank lagern.

Anwendung
Zu jedem Essen einen Schluck Wein trinken.

Muskatellersalbeiwein

Der Muskatellersalbeiwein wird auch Sclarea-Elixier genannt und hilft generell bei allen Magenleiden wie **Magenschmerzen, Sodbrennen, Aufstoßen, Verdauungsschwäche** oder **Appetitlosigkeit**.

Herstellung
1 Liter Weißwein und
4 Esslöffel Kräutermischung
zusammen 5 Minuten kochen, absieben,
etwas abkühlen lassen und
2–3 Esslöffel Bienenhonig beifügen.

Kräutermischung:
18 g Muskatellersalbei,
6 g Fenchel,
2 g Poleiminze

Anwendung
Nach jedem Essen 1–2 Schlucke Muskatellersalbeiwein trinken.

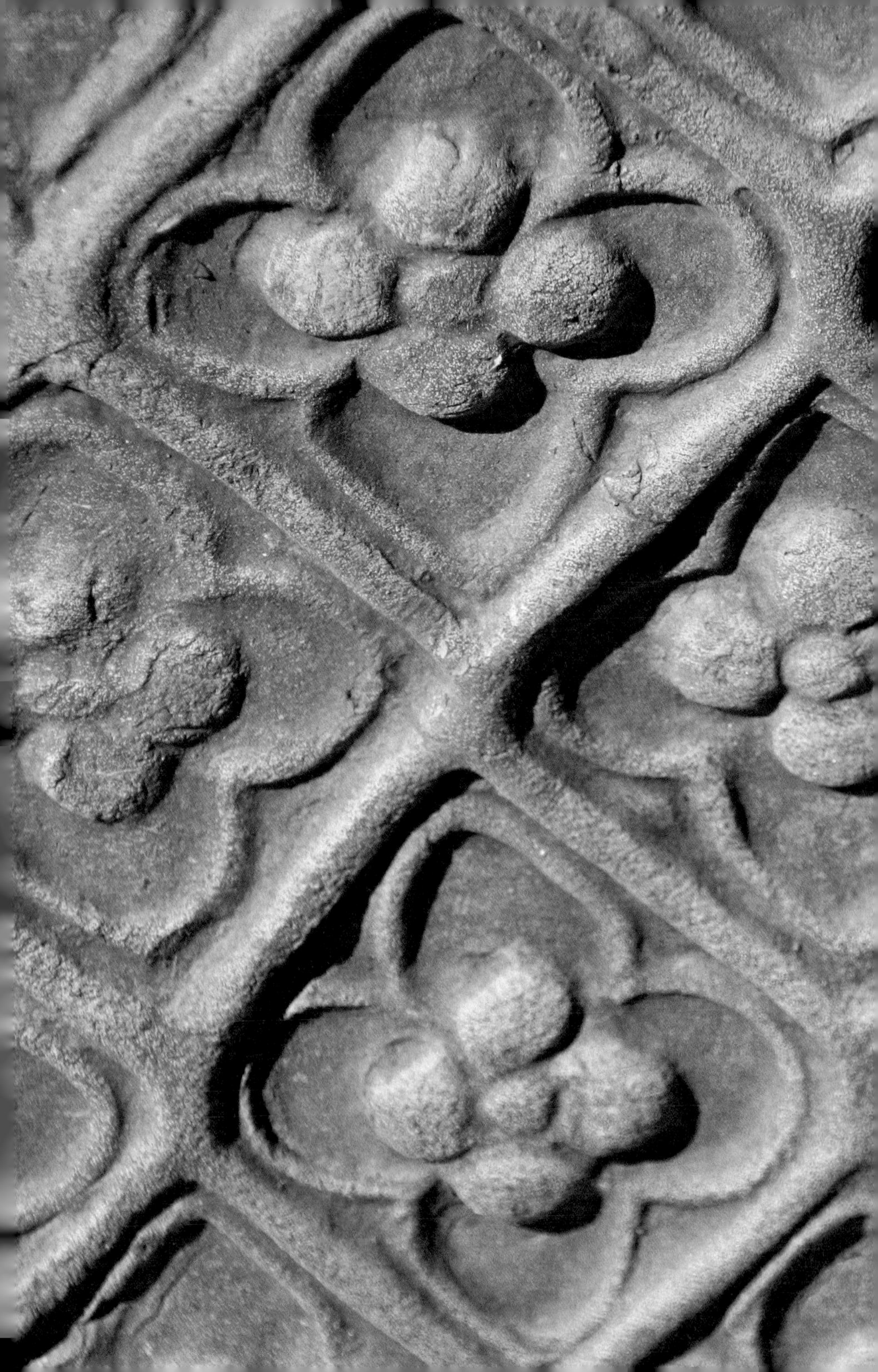

Anhang

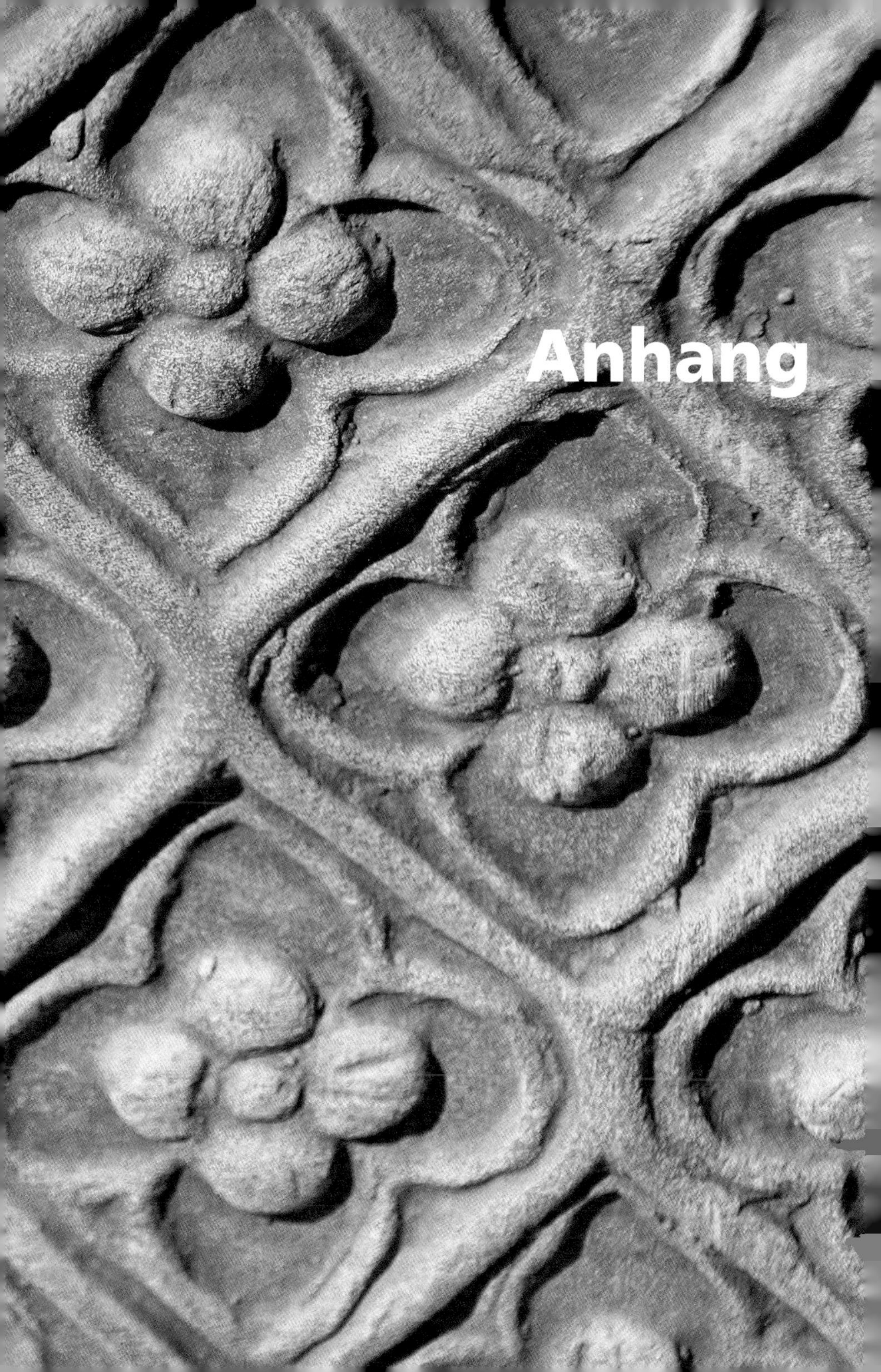

Das Leben der heiligen Hildegard von Bingen

1098 wird Hildegard als zehntes Kind des Grafen Hildebert und seiner Frau Mechthild von Bermersheim im Rheinland geboren. Sie hat von Kindheit an die so genannte »Schau« (Ahnung von bevorstehenden Ereignissen), hält aber ihr Wissen mehr und mehr zurück, da sie Unverständnis und Furcht bemerkt.

Hildegard ist von Natur aus schwächlich und oft krank – aber genau deshalb ist sie glaubwürdig in ihrem Bestreben, ganzheitlich gesund zu werden.

1106 wird sie gemäß der herrschenden Tradition als »Zehent« dem Kloster sozusagen als Dank überlassen. Sie kommt unter die Obhut von Jutta von Sponheim und erhält eine umfassende Ausbildung.

Die einzigen Bildungsstätten zu jener Zeit sind die Klöster. Frauen haben überdies keine andere Möglichkeit, sich Wissen anzueignen. Zudem dürfen nur Adelige ins Kloster gehen, die sich auf diese Art auch oft einen Platz als »Rentenversicherung« erkaufen. Die Klöster sind auf die finanzielle Unterstützung der Adeligen angewiesen. So erst wird Studium und Forschung im damaligen Sinn möglich.

Klöster sind aber auch Anlaufstellen für Reisende, für Schutzsuchende und das »gemeine« Volk, wenn es um medizinische Belange geht.

Kloster Disibodenberg

Jutta von Sponheim – eine kluge, gebildete Frau und mütterliche Freundin von Hildegard – ist Äbtissin in der Frauenklause des Klosters Disibodenberg. Sie unterrichtet ihre Zöglinge in Schreiben und Lesen, im Singen der Psalmen und in praktischen Arbeiten.

1136 stirbt Jutta von Sponheim und hinterlässt eine blühende Klause bzw. ein stattliches Benediktinerkloster. 1136
Hildegard wird von ihren Mitschwestern einstimmig zur neuen Äbtissin gewählt, obwohl sie oft kränkelt. Aber ihr Wesen, das als demütig und bescheiden beschrieben wird, muss eine immense Ausstrahlung besessen haben. Hildegard ist 38 Jahre alt, als sie das schwere Amt antritt.

Nachdem sie fünf Jahre als Äbtissin gewirkt hatte, erhält sie von Gott den Auftrag, ihre Visionen niederzuschreiben. In ihrer Demut will sie diesen Ruf nicht annehmen und erkrankt wieder einmal schwer, möglicherweise aus Angst, dem göttlichen Ruf nicht gerecht zu werden, sich gegen Gott zu versündigen, oder aus Furcht vor den Reaktionen des Klerus. Jedenfalls kann man nachfühlen, dass Hildegards Begabung mehr Belastung als Freude war. 1141

Als sie sich entschließt, ihre Visionen niederzuschreiben, gesundet sie sofort und beginnt mit ihrem ersten großen Werk: »**SCIVIAS**« – »Wisse die Wege«.
Ihre Visionen hat sie immer in wachem Zustand. Sie sind mystischen Ursprungs, entstehen aus einem geistigen Dialog mit Gott.
In einem Antwortbrief an den Mönch Wibert von Gembloux, der sich sehr für ihre Niederschriften interessiert, schreibt sie viele Jahre später: Wibert von Gembloux
»Ich sehe aber diese Dinge nicht mit den äußeren Augen und höre sie nicht mit den äußeren Ohren, auch nehme ich sie nicht mit den Gedanken meines Herzens wahr, noch durch irgendwelche Vermittlungen meiner fünf Sinne. Ich sehe sie vielmehr einzig in meiner Seele, mit offenen leiblichen Augen, so, dass ich dabei niemals die Bewusstlosigkeit einer Ekstase erleide, sondern wachend schau ich dies, bei Tag und Nacht.«

»Das Licht, das ich schaue, ist nicht an den Raum gebunden. Es ist viel, viel lichter als eine Wolke, die die Sonne in sich trägt. Weder Höhe noch Länge noch Breite vermag ich an ihm zu erkennen. Es wird mir als der ‚Schatten des lebendigen Lichtes' bezeichnet. Und wie Sonne, Mond und Sterne in Wassern spiegeln, so leuchten mir Schriften, Reden, Kräfte und gewisse Werke der Menschen in ihm auf …«
Nahtod-Berichte und Grenzerfahrungen zeugen ebenfalls immer von einem hellen Licht und einem unbeschreiblichen Wohlbefinden. Wer diesen Berichten Glauben schenkt, kann auch Hildegards Visionen problemlos annehmen. Wem Hildegards Visionen suspekt erscheinen, der sollte jedoch bedenken, dass ihre Anleitungen immer wieder wirken!

Mönch Volmar

An diesem großen Werk »**SCIVIAS**« und den aufwendigen Bildtafeln arbeitet sie zehn Jahre lang. Der Mönch Volmar vom Disibodenberg wird bis zu seinem Tod ihr Sekretär und treuer Freund.

Richardis von Stade

Zu dieser Zeit tritt Richardis von Stade ins Kloster ein und die beiden Frauen verbindet eine lebenslange innige Beziehung. Die Familie von Stade wiederum ist mit ihrem weltlichen Einfluss sehr hilfreich für Hildegard.
Ihre Begabungen und Visionen werden bekannt und bringen ihr nicht nur Freude und Freunde ein. Neid und Missgunst (warum wird ausgerechnet eine Frau mit wenig Bildung von Gott auserwählt?) begleiten sie ebenso wie Freude und Begeisterung.

1147
Papst Eugen III.

anerkennt Papst Eugen III. während der Synode in Trier ihre Sehergabe als echt.
Da ihre Klostergemeinschaft ständig wächst und sie – sei es Wunsch oder Vision – ein eigenes unabhängiges Kloster gründen will, bittet sie den Abt vom Disibodenberg um Erlaubnis.

Das Stammkloster ist nicht erfreut, da durch Hildegard ein reger Zulauf zum Kloster entstanden ist und zahlreiche Spenden eingehen.
Nach einem anfänglichen »Nein« erkrankt Hildegard Kloster Rupertsberg
einmal mehr und als der Abt schließlich einwilligt – vielleicht nach dem Motto »Besser eine weit entfernte Äbtissin als gar keine« –, gesundet sie und zieht mit ihren Schwestern an den dreißig Kilometer entfernten Rupertsberg.

1150 gründet sie dort das gleichnamige und eigen- 1150
ständige Kloster. Nach anfänglichen Schwierigkeiten wächst die Gemeinschaft intensiv und das »Sprachrohr Gottes«, als das sie sich mittlerweile selbst bezeichnet, wird immer mehr zur Mahnerin und Lehrerin für die Persönlichkeiten ihrer Zeit und für die einfachen Leute, die in ihrem Kloster beraten, betreut und gesund gepflegt werden.
1151–1158 schreibt Hildegard zwei weitere Werke: 1151–1158
»**PHYSICA**« – »Heilkraft der Natur« und »**CAUSAE ET CURAE**« – »Ursachen und Behandlung von Krankheiten«.
In diesem Zeitraum entsteht das »**LIBER VITAE MERI-** 1158–1163
TORUM«, das Buch der Lebensverdienste, bekannt als »Der Mensch in der Verantwortung«. Gleichzeitig unternimmt sie Predigtreisen ins Frankenland, nach Lothringen und ins Rheinland.
Dies ist deshalb hervorzuheben, da es für Frauen damals völlig unüblich war, öffentlich Reden zu halten. Auf Marktplätzen appelliert sie an das Volk, die Liebe zu Gott nicht zu verlieren, zumal das **Schisma** (= Kirchenspaltung) damals eine zusätzliche Bedrohung für den Glauben darstellte.
1163 entsteht »**LIBER DIVINORUM OPERUM**«, das Buch 1163
vom Wirken Gottes, auch bekannt unter »Welt und Mensch«.

Während all der Zeit ist sie als Äbtissin, Mahnerin und Korrespondentin aktiv. Von ihrem regen Briefwechsel mit Adel und Klerus sind rund 300 Briefe erhalten geblieben. In der spärlichen Freizeit komponiert sie 77 Lieder und ein Singspiel. Sie wagt sich an eigene Klangbilder heran und beschreitet für damalige Verhältnisse völlig neue Wege. Sie empfiehlt das Singen und Musizieren zum »Stimmen der Seele«, denn nur eine gut gestimmte Seele diene zur Freude Gottes.

1164 Kloster Eibingen gründet Hildegard auf der anderen Seite des Rheins bei Rüdesheim das Kloster Eibingen. Diese zweite Klostergründung wird notwendig, da der Rupertsberg einen immensen Zuwachs erfährt.
Sie fährt zwei Mal pro Woche über den Rhein, um in beiden Klöstern nach dem Rechten zu sehen. (Das nur noch teilweise erhaltene Kloster Eibingen ist das einzige, in dem heute ein Museum untergebracht ist.)

1178 wird das »Interdikt« (= Verbot kirchlicher Amtshandlungen) über das Kloster am Rupertsberg verhängt, weil Hildegard einen exkommunizierten Adeligen auf dem Klosterfriedhof beerdigen lässt. Als sie sich weigert, ihn exhumieren zu lassen, kommt es zu dieser schwerwiegenden Strafe.
Für ein Kloster war es die größte Strafe überhaupt, keine Gottesdienste mehr feiern, keine Sakramente empfangen und keine Loblieder mehr singen zu dürfen.
Sie gibt nicht nach und schreibt einmal mehr an den Klerus, sich seiner eigentlichen Aufgaben zu besinnen!
Am Anfang dieses Jahres wird das Interdikt schließlich wieder aufgehoben.

1179 Am 17. September 1179 stirbt Hildegard. An ihrem Todestag ist Berichten zufolge ein großes helles Kreuz am Himmel zu sehen.

Stichwortverzeichnis

Literaturverzeichnis / Quellennachweis

Hildegard von Bingen, Heilkunde, „Causae et curae", Verlag Otto Müller

Hildegard von Bingen, Heilkraft der Natur, „Physica", Pattloch Verlag

Gottfried Hertzka / Wighard Strehlow, Große Hildegard-Apotheke, Christiana Verlag

Gottfried Hertzka, So heilt Gott, Christiana Verlag

Giulia Enders, Darm mit Charme, Ullstein Verlag

Peter Pukownik, Hl. Hildegard Heilfasten, Gesundheit für Körper und Seele, Pattloch Verlag

Rüdiger Dahlke, Das große Buch vom Fasten, Goldmann Verlag